KB155534

산부인과툰

산부인과툰

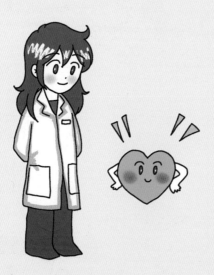

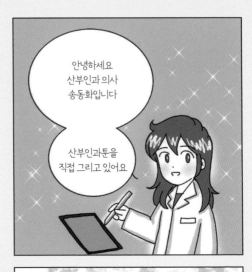

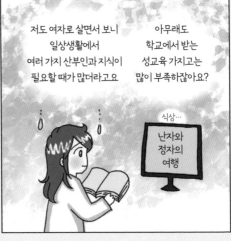

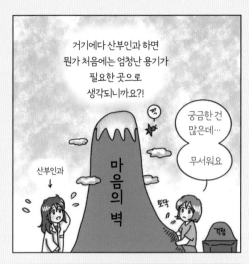

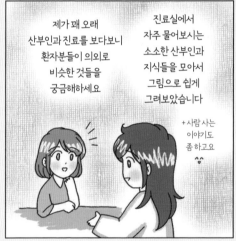

5

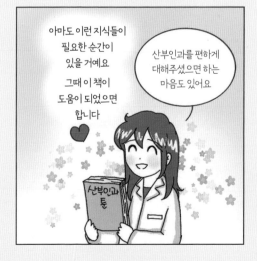

페이지 구석구석에는 산부인과 의료상식들을 적어두었습니다. 알아두면 나중에 꼭 도움이 될 내용들이니 살펴봐주세요.

차례

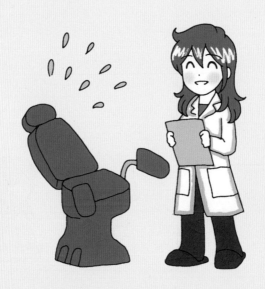

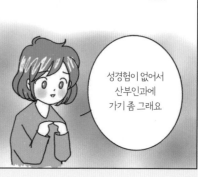

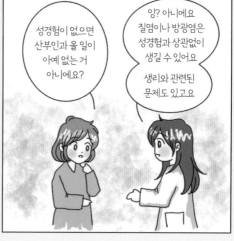

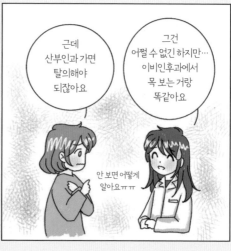

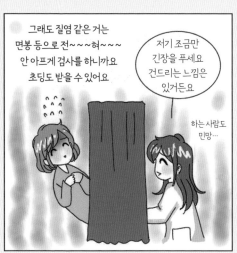

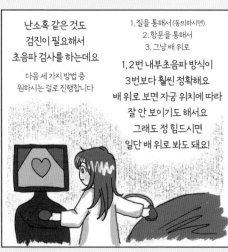

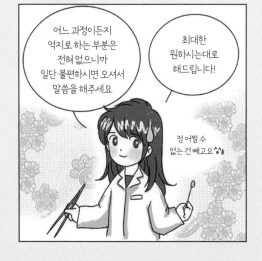

2023년 기준 질염균 정밀 검사 비용은 보험이 적용되어 3만원 안쪽이며 자궁 초음파검사도 증상이 있으면 월 1회 보험적용이 되어 3~5만원 수준입니다.

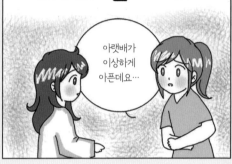

14

하복통의 경우 산부인과
쪽 문제도 있지만 가끔
샅 인대 탈장이나 고관절
의 문제인 경우가 있어 병
원 진찰이 필요합니다.

일단
산부인과로 와야 할
복통의 위치는
배꼽 아래 속옷인 근처로
생각하시면 편해요

복통에는 여러 가지
원인들이 있고
증상 역시 다양하게
나타나는데요

자궁이 여기쯤에
있으니까요!
난소도 거의
같은 위치입니다

×

위치상
배꼽 근처나 배를
돌아다니며 찌르는 통증은
자궁과 상관없이
장 통증인 경우가 있어요

다행히
자궁 문제는
아니고요

이건 장 통증이라
장을 편하게 하는
약으로 드려볼게요

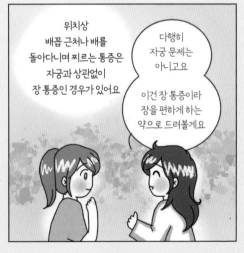

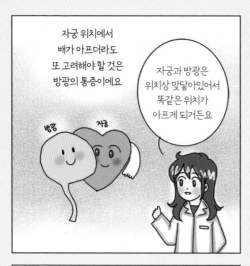

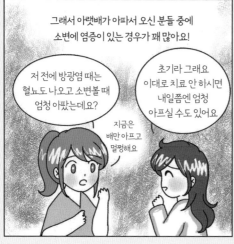

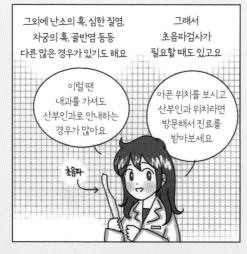

왜 산부인과만
굴욕이라고 해요?

산부인과
전문의
경력10년↑

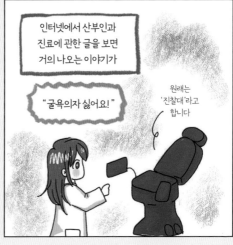

인터넷에서 산부인과
진료에 관한 글을 보면
거의 나오는 이야기가

"굴욕의자 싫어요!"

원래는
'진찰대'라고
합니다

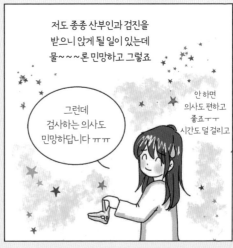

저도 종종 산부인과 검진을
받으니 앉게 될 일이 있는데
물~~~론 민망하고 그렇죠

그런데
검사하는 의사도
민망하답니다 ㅠㅠ

안 하면
의사도 편하고
좋죠ㅜㅜ
시간도 덜 걸리고

아쉽게도 산부인과적 시술만
꼭 '굴욕'이라고 불리는 항목이
많고 부정적인 어감이 심해요

굴욕의자,
굴욕3종세트
이런 것도 있고요

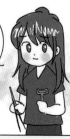

예전엔
이런 말이
없었어요

그런데 사실
산부인과 말고도
민망한 검사나 시술은
많지 않나요?
치질 진료도 그렇고…
유방 검사도 그렇고…

유방검사를
굴욕검사라고는
안 하잖아요

검사를 마친
유방의 모습이다

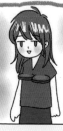

건강을 위해 꼭 필요한
의학적 처치인 만큼
'진찰대'라고 원래 이름을
사용해주시면 어떨까요?

산부인과만
미워하지
말아주세요~

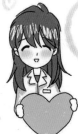

산부인과 진료 시뮬레이션

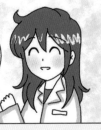

산부인과 검진은 아무 증상이 없더라도 1년에 한 번씩 받아보시기를 추천합니다. 보통 경부암 검사와 초음파검사, 경우에 따라 염증검사 등을 시행합니다.

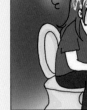

성경험 여부를 여쭤보는 건 처녀막 손상 여부 때문에 그렇습니다. 내진, 즉 질을 통한 진료를 할 경우 처녀막이 손상될 우려가 있어서입니다.

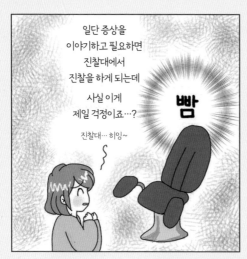

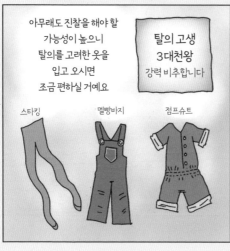

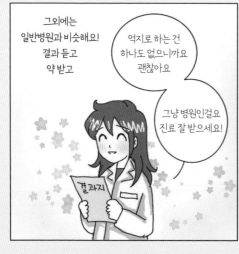

입이 없는
산부인과 환자들

묵언수행

답 답

…… ……

외국에서는 이런 경우 학대를 의심해서 보호자와 분리 후 진료하는 법적인 프로토콜이 있다고 합니다. 다만 한국의 경우 이런 성격의 사람들이 매우 많아 적용되기는 어렵습니다. 아동 폭력의 경우에는 한국에도 법적인 지침이 있습니다.

진료를 보다보면
보호자와 같이 오시는
경우가 종종 있는데요

본인이
동의하시면
가능하세요

남자친구가
진료를 같이
보고 싶대요

그럴 때 종종
보호자가 진료를 받는 건지
본인이 진료를 받는 건지
헷갈릴 때가 있어요

배가 아프고
피가 난대요

…외국인이신가?
주민번호는 한국인으로
나오는데

응?

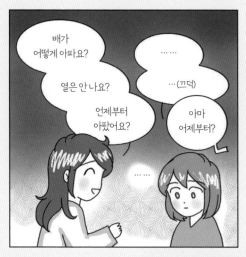

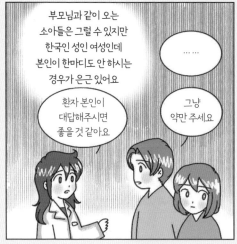

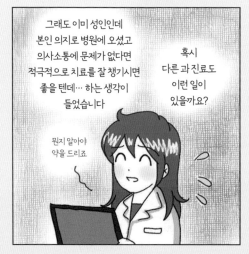

진료의 비밀을 부모님이 알 수 있나요?

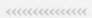

진료 내용과 세부내역은
당사자의 동의 없이 절대
공개되지 않습니다.

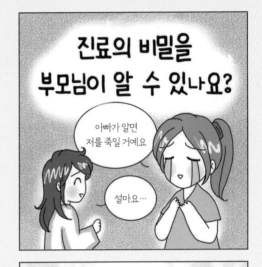

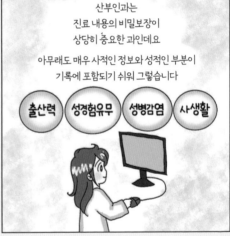

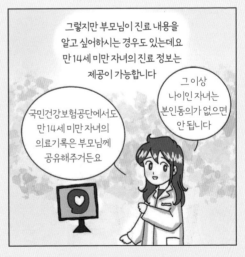

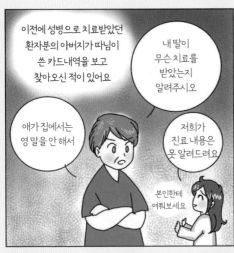

이전에 성병으로 치료받았던
환자분의 아버지가 따님이
쓴 카드내역을 보고
찾아오신 적이 있어요

내 딸이
무슨 치료를
받았는지
알려주시오

애가 집에서는
영 말을 안 해서

저희가
진료 내용은
못 알려드려요

본인한테
여쭤보세요

병원에 방문하여 결제한
내역은 국세청에 의료비
신고가 들어가기 때문에
연말정산 조회를 하면 병
원명과 금액이 조회됩니
다. 연말정산 의료비 신고
는 따로 말씀해주시면 제
외할 수 있습니다.

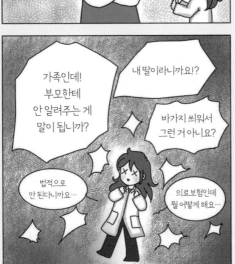

가족인데!
부모한테
안 알려주는 게
말이 됩니까?

내 딸이라니까요!?

바가지 씌워서
그런 거 아니요?

법적으로
안 된다니까요…

의료 보험인데
뭘 어떻게 해요…

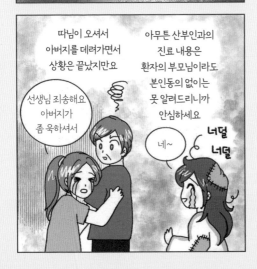

따님이 오셔서
아버지를 데려가면서
상황은 끝났지만요

아무튼 산부인과의
진료 내용은
환자의 부모님이라도
본인동의 없이는
못 알려드리니까
안심하세요

선생님 죄송해요
아버지가
좀 욱하셔서

네~

너덜
너덜

겨울철의
산부인과 진료

수족냉증

· · · ·

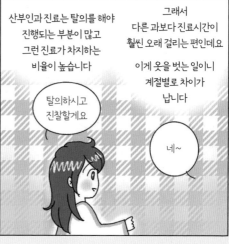

산부인과 진료는 탈의를 해야
진행되는 부분이 많고
그런 진료가 차지하는
비율이 높습니다

그래서
다른 과보다 진료시간이
훨씬 오래 걸리는 편인데요

이게 옷을 벗는 일이니
계절별로 차이가
납니다

탈의하시고
진찰할게요

네~

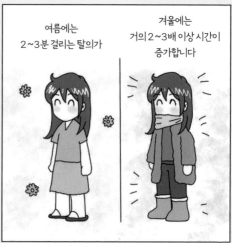

여름에는
2~3분 걸리는 탈의가

겨울에는
거의 2~3배 이상 시간이
증가합니다

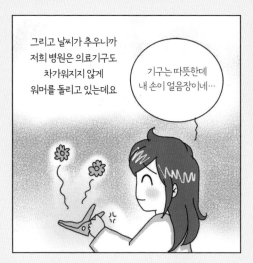

그리고 날씨가 추우니까
저희 병원은 의료기구도
차가워지지 않게
워머를 돌리고 있는데요

기구는 따뜻한데
내 손이 얼음장이네…

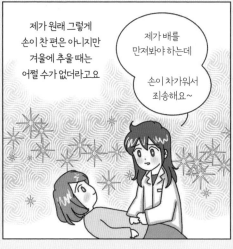

제가 원래 그렇게
손이 찬 편은 아니지만
겨울에 추울 때는
어쩔 수가 없더라고요

제가 배를
만져봐야 하는데

손이 차가워서
죄송해요~

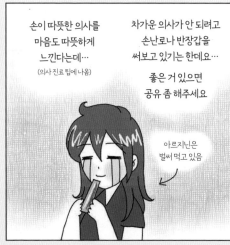

손이 따뜻한 의사를
마음도 따뜻하게
느낀다는데…
(의사진료 팁에 나옴)

차가운 의사가 안 되려고
손난로나 반장갑을
써보고 있기는 한데요…

좋은 거 있으면
공유 좀 해주세요

아르지닌은
벌써 먹고 있음

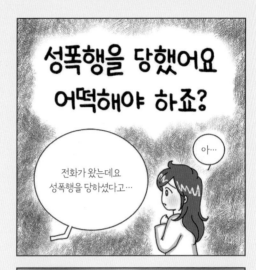

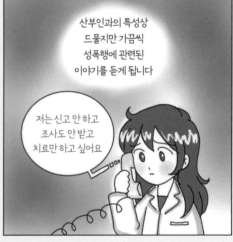

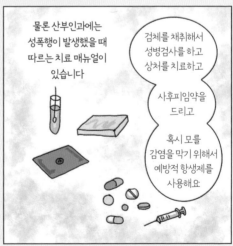

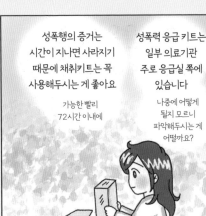

성폭행의 증거는
시간이 지나면 사라지기
때문에 채취키트는 꼭
사용해두시는 게 좋아요

가능한 빨리
72시간 이내에

성폭력 응급 키트는
일부 의료기관
주로 응급실 쪽에
있습니다

나중에 어떻게
될지 모르니
파악해두시는 게
어떨까요?

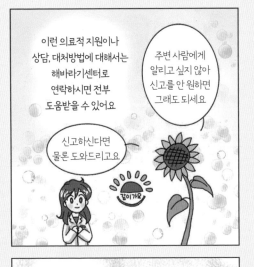

이런 의료적 지원이나
상담, 대처방법에 대해서는
해바라기센터로
연락하시면 전부
도움받을 수 있어요

주변 사람에게
알리고 싶지 않아
신고를 안 원하면
그래도 되세요

신고하신다면
물론 도와드리고요

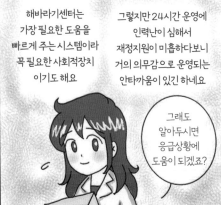

해바라기센터는
가장 필요한 도움을
빠르게 주는 시스템이라
꼭 필요한 사회적장치
이기도 해요

그렇지만 24시간 운영에
인력난이 심해서
재정지원이 미흡하다보니
거의 의무감으로 운영되는
안타까움이 있긴 하네요

그래도
알아두시면
응급상황에
도움이 되겠죠?

해바라기센터는 주로 신
고를 전제로 운영되기에
상담만 필요한 경우는 한
국성폭력상담소로 전화
를 하셔도 됩니다. 한국
성폭력상담소로 전화하
면 고소 및 처벌 과정에
대한 상세한 설명을 들을
수 있습니다.

의사들은 왜 꼭 애매하게 이야기할까?

암의 가능성을 배제할 수 없고…

그래서 암이에요? 아니에요?

얼마 전에 한 이비인후과 선생님 블로그에서 '의사는 왜 부정적인 표현을 자주 쓸까?'라는 글을 읽고 저도 엄청 찔리는 게 많더라고요

헉 이거 나도 엄청 습관적으로 쓰는 말인데

학습이 무서운 거구나…

1. "가능성을 배제할 수 없다"

= "0.1%의 매우 작은 가능성이 있는데 하필 그게 걸리는 사람을 나는 보았다"

이렇게 말하면 겁주는 이야기로 생각하시는데요

실제로 걸리는 걸 몇 번 보게 되니까 낮은 확률이라도 말로 설명드리다보면 애매한 표현이 되어버려요 ㅠㅠ

엥? 이분이 암이라니?

검사 결과

혹시나 해서 검사해본 건데…

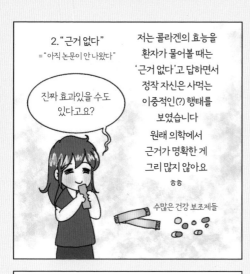

2. "근거 없다"
= "아직 논문이 안 나왔다"

진짜 효과있을 수도 있다고요?

저는 콜라겐의 효능을 환자가 물어볼 때는 '근거 없다'고 답하면서 정작 자신은 사먹는 이중적인(?) 행태를 보였습니다

원래 의학에서 근거가 명확한 게 그리 많지 않아요

ㅎㅎ

수많은 건강 보조제들

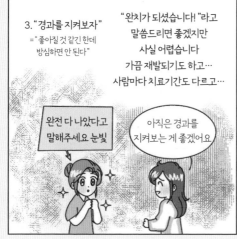

3. "경과를 지켜보자"
= "좋아질 것 같긴 한데 방심하면 안 된다"

"완치가 되셨습니다!"라고 말씀드리면 좋겠지만 사실 어렵습니다 가끔 재발되기도 하고… 사람마다 치료기간도 다르고…

완전 다 나았다고 말해주세요 눈빛

아직은 경과를 지켜보는 게 좋겠어요

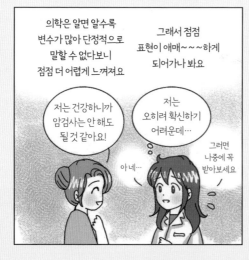

의학은 알면 알수록 변수가 많아 단정적으로 말할 수 없다보니 점점 더 어렵게 느껴져요

그래서 점점 표현이 애매~~하게 되어가나 봐요

저는 건강하니까 암검사는 안 해도 될 것 같아요!

저는 오히려 확신하기 어려운데…

아네…

그러면 나중에 꼭 받아보세요

30

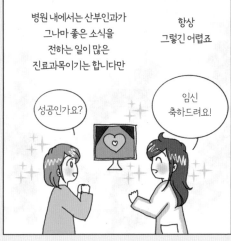

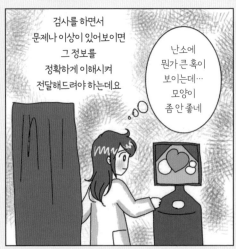

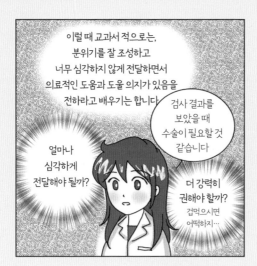

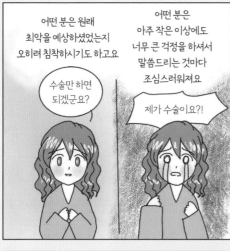

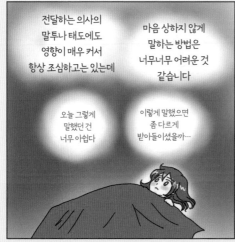

02

좌충우돌
진료실 이야기

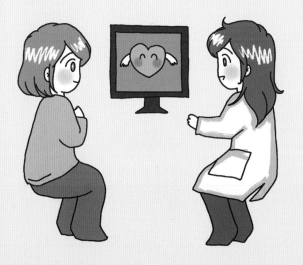

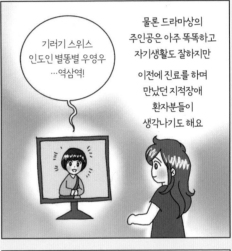

그림에서는 젊게 표현되었지만 실제로 나이대는 매우 다양합니다. 병원에서는 성폭행이 의심되는 경우 해바라기센터 등 전문기관을 추천해드립니다.

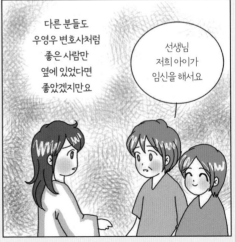

34

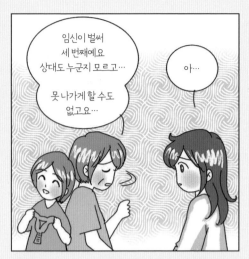

▶▶▶▶▶▶▶▶▶▶▶▶▶

성폭행이 아니라 합의하에 이루어졌다고 주장하는 경우도 많고, 범인을 알고 있으나 가족의 사정상 쉬쉬하는 경우도 있습니다.

◀◀◀◀◀◀◀◀◀◀◀◀◀

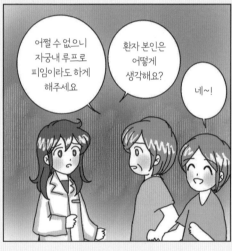

▶▶▶▶▶▶▶▶▶▶▶▶▶

지적장애 여성에게 피임 기구 시술을 시행하는 경우 반드시 본인 의사를 확인하고 시행하게 되어 있습니다.

◀◀◀◀◀◀◀◀◀◀◀◀◀

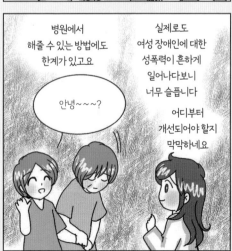

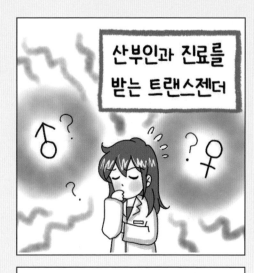

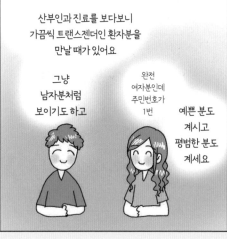

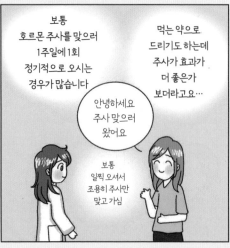

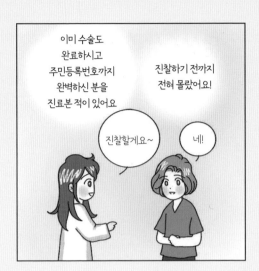

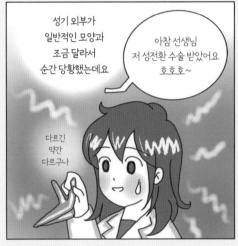

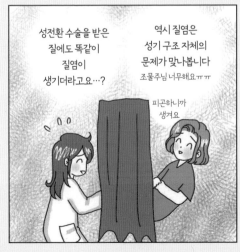

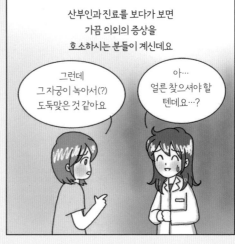

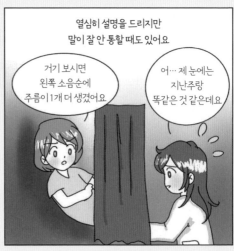

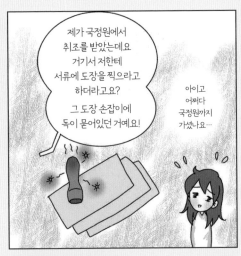

제가 국정원에서
취조를 받았는데요
거기서 저한테
서류에 도장을 찍으라고
하더라고요?

그 도장 손잡이에
독이 묻어있던 거예요!

아이고
어쩌다
국정원까지
가셨나요…

섬망 같은 경우 환자에게
신경정신과 진료를 권하
면 화를 내는 경우가 대
부분이라 매우 조심스럽
습니다. 환자가 오히려 정
신과 치료를 기피하게 될
수도 있죠.

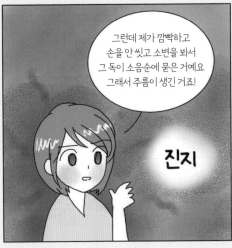

그런데 제가 깜빡하고
손을 안 씻고 소변을 봐서
그 독이 소음순에 묻은 거예요
그래서 주름이 생긴 거죠!

진지

이런 때는 증상을 직접
지적하지 않고 섬망 내용
에 대해 동조하지는 않으
나 이해한다는 표현을 하
여 치료를 유도합니다.

39

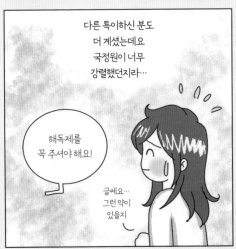

다른 특이하신 분도
더 계셨는데요
국정원이 너무
강렬했던지라…

해독제를
꼭 주셔야 해요!

글쎄요…
그런 약이
있을지

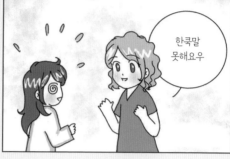

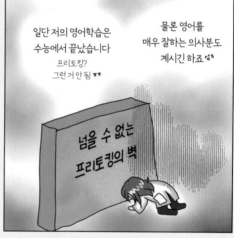

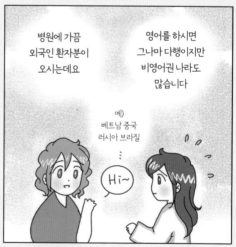

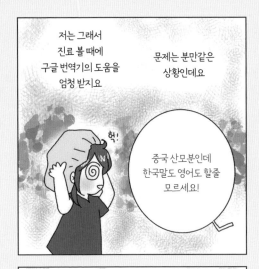

중국어로 '힘주세요'는
'用力(용리)'라고 하네요.

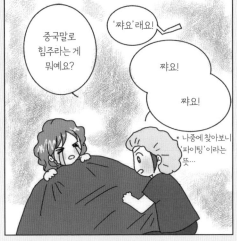

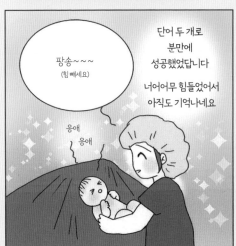

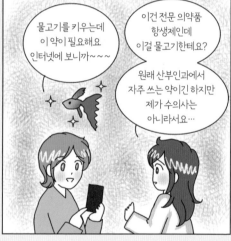

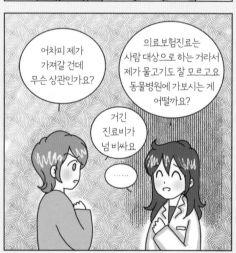

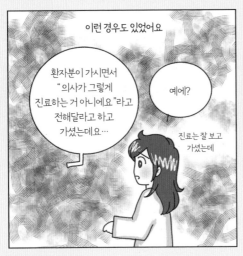

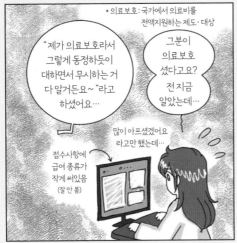

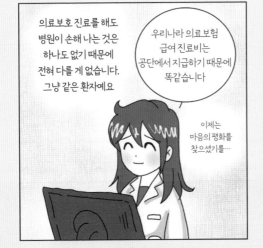

의료보호 대상자의 진료비는 전액 또는 1,000원을 제외한 나머지 금액을 건강보험공단에서 부담합니다. 의료보호 미대상자도 건강보험 적용 진료를 받으면 건강보험공단에서 70%를 지급해주어 실제로 우리가 병원에 내는 비용은 30%라고 보면 됩니다.

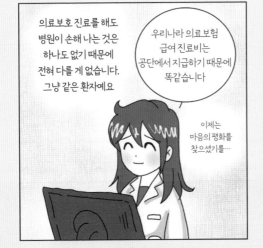

43

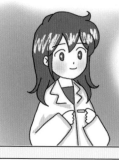

진료 중에
멱살 잡힌 썰

개인병원
근무 초기에
있었던 일이에요

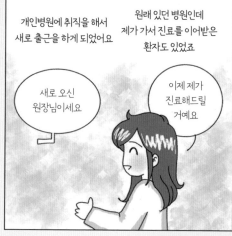

개인병원에 취직을 해서
새로 출근을 하게 되었어요

원래 있던 병원인데
제가 가서 진료를 이어받은
환자도 있었죠

새로 오신
원장님이세요

이제 제가
진료해드릴
거예요

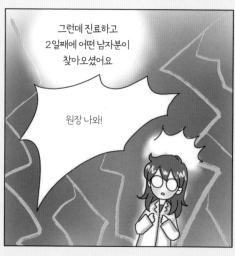

그런데 진료하고
2일째에 어떤 남자분이
찾아오셨어요

원장 나와!

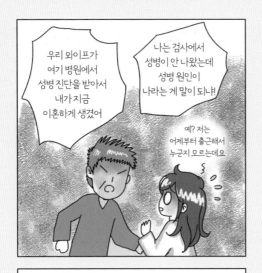

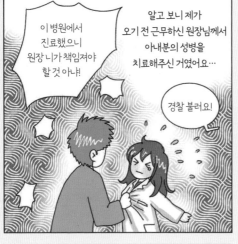

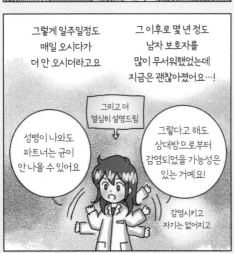

병원에서 진료방해 행위가 일어날 경우 경찰에 신고가 가능합니다. 경찰분들이 오실 경우 난동자에 귀가권고 조치를 합니다.

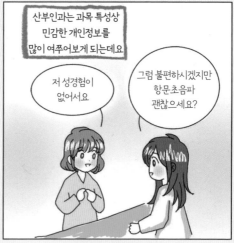

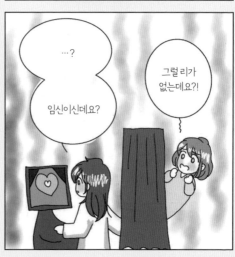

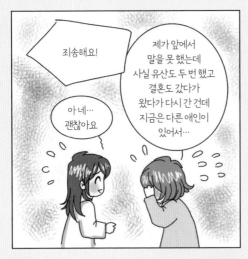

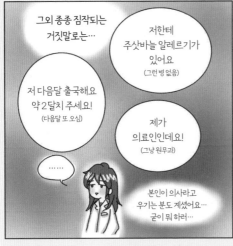

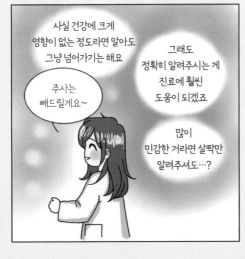

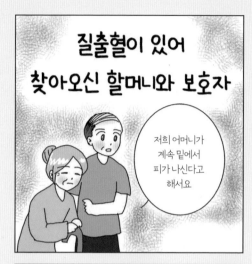

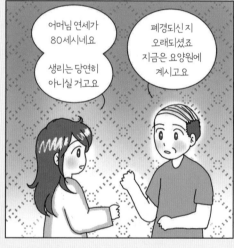

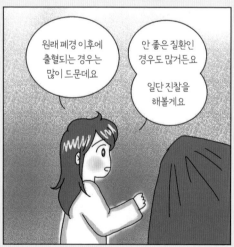

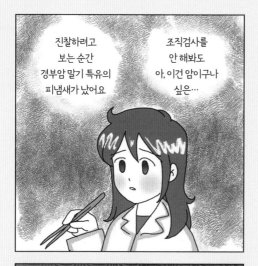

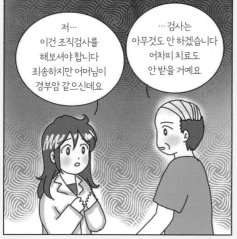

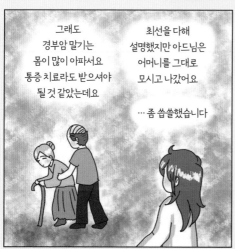

75세 이후로는 경부암 건 강검진이 필수가 아닙니 다. 그 이후는 경부암이 발견되어도 수술이나 항 암치료가 체력적으로 어 렵기 때문인데요. 그렇다 고 해도 보존적인 치료는 진행할 필요가 있습니다.

49

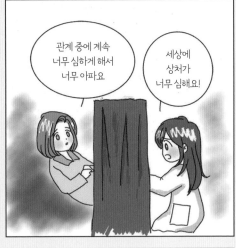

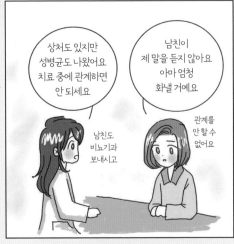

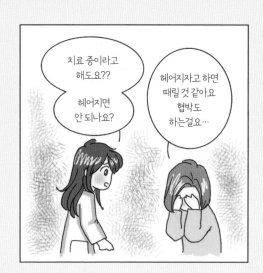

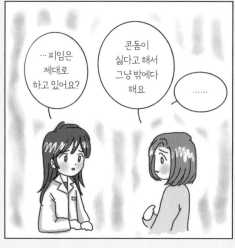

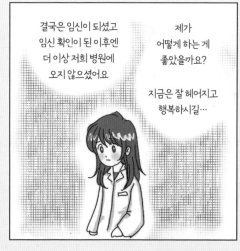

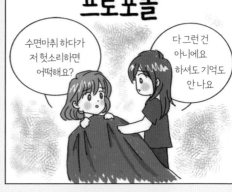

수면마취에 이용되는 약은 프로포폴, 미다졸람, 에토미데이트, 케타민 등이 있으나 프로포폴이 가장 유명합니다.

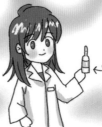

프로포폴의 경우 마취 유도 후 구역감이나 구토감 등이 비교적 가장 적고 신체적인 부작용이 거의 없어 약 자체는 매우 안정적인 편이라 널리 쓰이고 있습니다.

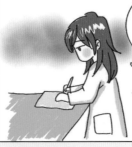

52

오남용이 문제가 된 게
이게 쓰면 쓸수록
심리적인 의존이 생겨서
계속 쓴다고 하네요

쓰다보면 내성이 생겨서
용량을 많이 쓰게 되는데
호흡이 억제돼서
사망할 수도 있고요

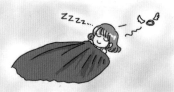

ZZZz...

그런데 금단증상이 없는데
마약이라 할 수 있나요?

아무튼 마약 지정도
우리나라가 최초예요
막 쓰지 말라는 거겠죠

수면마취가 잘되는지 여부는
주량의 영향을 받는데요

헉...
마취가 빨리
깰 수 있으세요

제 주량이요?
소주 4병정도?

저는 꼭
물어보는 편!

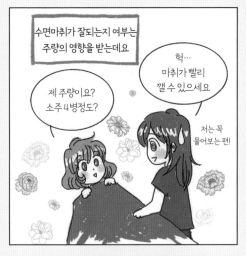

수면마취 중 토할 수 있으니
금식은 꼭 필요하고요

병원에서 사용할 때는
산소나 마스크 등
모니터링을 다 하면서
사용하고 있어요

마약 지정이 되었지만
한두 번 사용한다고
건강에 해를 입히지는
않아요

O₂

Sat.
99%
산소포화도

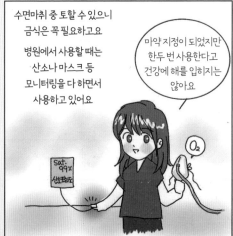

>>>>>>>>>>>>>>

프로포폴을 남용한다 해
도 신체적인 중독증상은
생기지 않으나 약효에 내
성이 생길 수 있습니다.
그에 따라 사용 용량이
증가하면 호흡의 억제가
생겨 사망에 이를 수 있습
니다.

<<<<<<<<<<<<<<

54

한국에는 '국가마약보고 시스템'이 갖춰져있어 향 정신약과 마약류 처방이 관리됩니다. 국가에서 각 환자의 마약류 처방내역 을 조회할 수 있습니다.

옛날에는 편의상 가족이 나 남자친구의 약을 드리 는 등 대리처방을 해주기 도 했지만 현재는 타인명 의 처방은 절대로 안 됩니 다. 가족도 안 됩니다.

진료보다가 검찰 소환 당하다

? 실제로 이렇게 끌려가지는 않았습니다

산부인과에서도 가끔 수면장애로 수면유도제 정도는 처방드리곤 하는데요

너무 자주 수면유도제를 드시면 내성이 생기고 의존도 생겨서 처방일에 제한이 있습니다

원장님 저 잠을 너무 못 자서 미치겠어요

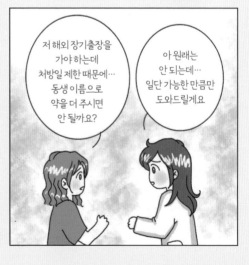

저 해외 장기출장을 가야 하는데 처방일 제한 때문에… 동생 이름으로 약을 더 주시면 안 될까요?

아 원래는 안 되는데… 일단 가능한 만큼만 도와드릴게요

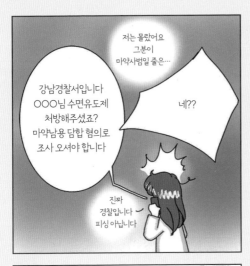

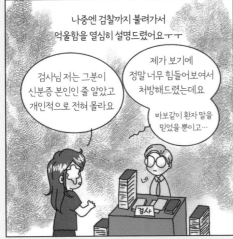

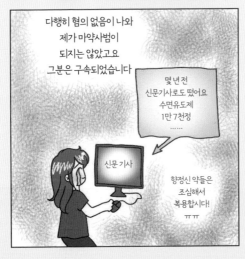

생리
_____

얼마나 알고 있나요?
_____

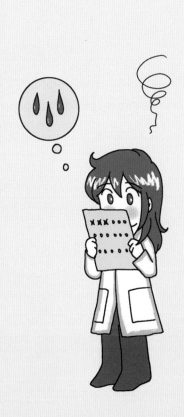

숙명인가? 저주인가? 생리

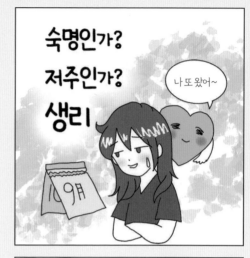

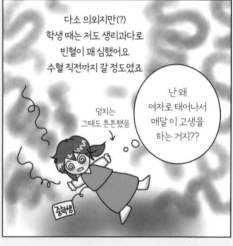

보통 20대의 생리 지속
일은 5~7일, 30대의 경우
3~5일, 40대는 2~3일입
니다. 나이가 들수록 점점
기간이 줄어드는 것이 정
상적입니다.

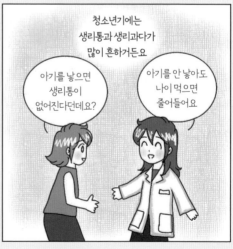

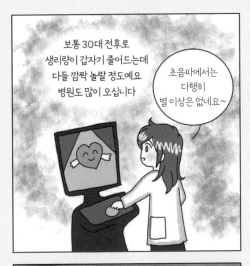

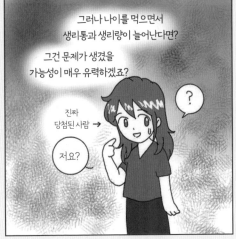

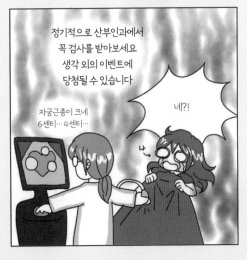

60

당장 힘든 생리통을 어떡하지?

원장님!
여기 생리통으로
환자분
쓰러지셨는데요!

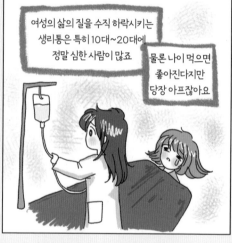

여성의 삶의 질을 수직 하락시키는
생리통은 특히 10대~20대에
정말 심한 사람이 많죠

물론 나이 먹으면
좋아진다지만
당장 아프잖아요

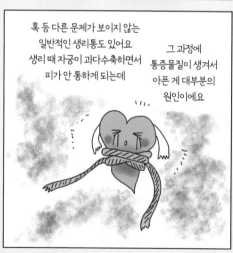

혹 등 다른 문제가 보이지 않는
일반적인 생리통도 있어요
생리 때 자궁이 과다수축하면서
피가 안 통하게 되는데

그 과정에
통증물질이 생겨서
아픈 게 대부분의
원인이에요

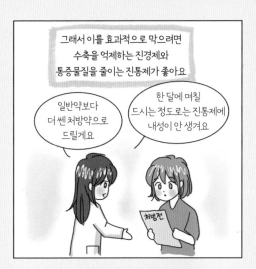

그래서 이를 효과적으로 막으려면
수축을 억제하는 진경제와
통증물질을 줄이는 진통제가 좋아요

일반약보다
더 쎈 처방약으로
드릴게요

한 달에 며칠
드시는 정도로는 진통제에
내성이 안 생겨요

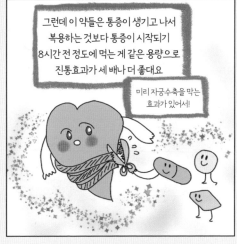

그런데 이 약들은 통증이 생기고 나서
복용하는 것보다 통증이 시작되기
8시간 전 정도에 먹는 게 같은 용량으로
진통효과가 세 배나 더 좋대요

미리 자궁수축을 막는
효과가 있어서!

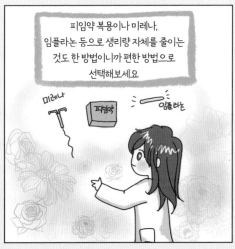

피임약 복용이나 미레나,
임플라논 등으로 생리량 자체를 줄이는
것도 한 방법이니까 편한 방법으로
선택해보세요

미레나

피임약

임플라논

PMS는 Pre-Menstrual Syndrome의 약자입니다. 생리 전 증후군의 증상으로는 두통, 감정변화, 피부 트러블, 소화불량 등이 있습니다.

이게 다 **호르몬** 때문! 생리 전 증후군

곧 '그날'입니다

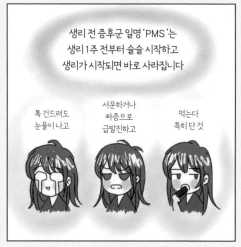

생리 전 증후군 일명 'PMS'는
생리 1주 전부터 슬슬 시작하고
생리가 시작되면 바로 사라집니다

톡 건드려도
눈물이 나고

서운하거나
짜증으로
급발진하고

먹는다
특히 단것

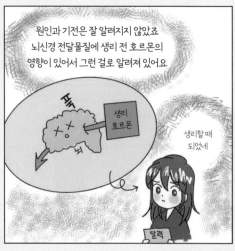

원인과 기전은 잘 알려지지 않았죠
뇌신경 전달물질에 생리 전 호르몬의
영향이 있어서 그런 걸로 알려져 있어요

푹

생리
호르몬

뇌

생리할 때
되었네

달력

의학적 치료법으로는
증상이 심할 때
항우울제를 며칠
먹어주는 방법이
있긴 한데…

현실적으로
신경정신과 외에는
항우울제 처방에
날짜 제한이 있어서
사용하기 어렵더라고요

뭐 정
필요하면…

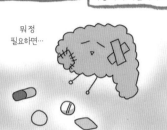

철분이나 마그네슘 복용
이 도움될 수 있다는 논
문은 있으나 개선효과는
입증되지 않았습니다.

산부인과적 치료방법으로는
피임약 사용이
가장 대표적인 방법이고요

몇 년 전에 생약 성분 약
프리페민도 나왔었는데
광고를 많이 하더니
효과가 별로 없었는지
요즘엔 좀 시들하네요

국내에서는
야즈가 효능 면에서
생리 전 증후군
치료제로
허가되어있어요

저도 야즈는
3년 정도 먹어봤는데
효과는 있었어요

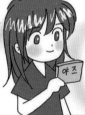

야즈는 원래 병원 처방이
필요한 피임약으로 PMS
의 치료약으로도 사용합
니다.

63

생활습관적으로는
카페인, 알코올 섭취가
생리 전 증후군을
악화시키니 줄이라는데…

비타민, 미네랄 등
영양제 섭취가 도움이
된다는 얘기도 있네요

이걸 줄이면
살맛이 안 날 것 같은데
어떡하죠ㅋㅋ

단거 땡기는 이유도
밝혀지진 않았지만
하늘의 섭리 아닐까요?

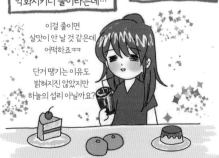

탄수화물 섭취가 증상개
선에 도움이 된다는 주
장이 있었으나 최근 연관
관계가 깊지 않은 것으로
밝혀졌습니다.

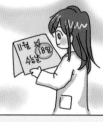

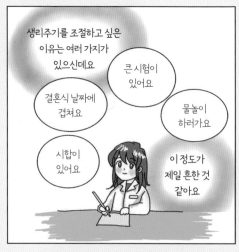

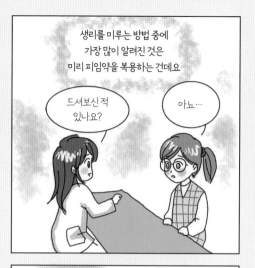

>>>>>>>>>>>>>>>

피임약을 계속 드신다고 해도 생리를 계속 하지 않게 할 수는 없습니다. 1~2주 생리를 미룬 뒤에는 저절로 출혈이 생기게 됩니다.

<<<<<<<<<<<<<<<

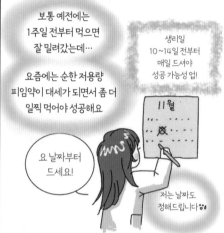

>>>>>>>>>>>>>>>

피임약을 원래 먹는 사람이 생리주기 조절을 원한다면 원래 먹던 주기에서 일주일정도 연장해서 복용하시면 복용한 날짜만큼 밀려갑니다.

<<<<<<<<<<<<<<<

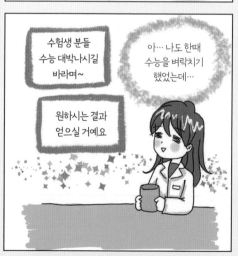

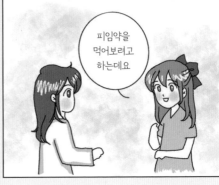

처방 없이 사는 일반 피임약과 처방 피임약은 치료 목적성과 안정성 면에서 차이가 있습니다. 처방 피임약은 혈전 위험성이 일반 피임약보다 높습니다.

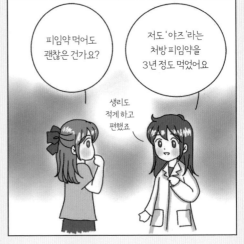

일반 피임약의 경우 피임 목적 위주로 사용되고 있고 병원 처방 피임약의 경우 생리 전 증후군과 월경 과다 치료 목적으로 사용되고 있습니다.

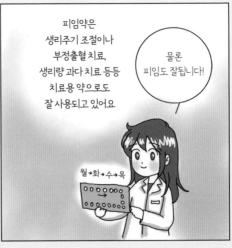

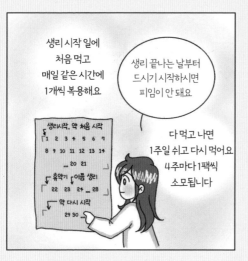

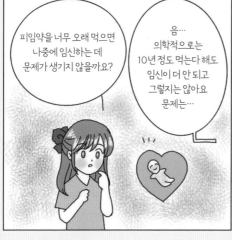

현재로서는 피임약을 장기 복용한다고 크게 문제가 생기지는 않는 것으로 되어있습니다. 그러나 드물게 간에 국소결절성과 증식 같은 질환이 발생하는 사례가 있어 간기능 검사를 주기적으로 시행하는 것이 추천됩니다.

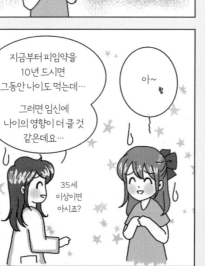

생리불순

잘해도 짜증나고
늦으면 신경 쓰이고
계속하면 기절초풍

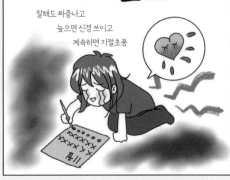

사실 꼬박꼬박 잘한다고 해도
하는 것 자체만으로 너무 힘들죠
생리 전 증후군, 찜찜함, 생리통 등

그런데 이상하게 하기까지 한다면…
산부인과에 오시는 많은 이유 중
하나가 바로 생리불순인 것 같아요

기본적으로 생리는 컨디션에
영향을 받기가 쉬워요

저는 평생 잘하다가
이번만 좀 이상한데요?

젊을 땐 잘 버텼어도
앞으로는 피곤할 때
생리불순이
생길 수 있어요

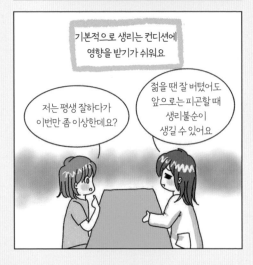

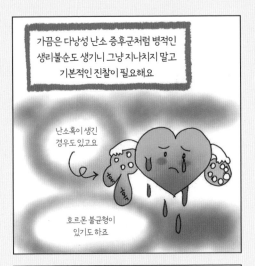

가끔은 다낭성 난소 증후군처럼 병적인 생리불순도 생기니 그냥 지나치지 말고 기본적인 진찰이 필요해요

난소혹이 생긴 경우도 있고요

호르몬 불균형이 있기도 하죠

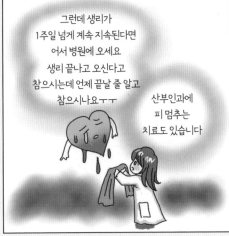

그런데 생리가 1주일 넘게 계속 지속된다면 어서 병원에 오세요 생리 끝나고 오신다고 참으시는데 언제 끝날 줄 알고 참으시나요ㅜㅜ

산부인과에 피 멈추는 치료도 있습니다

생리가 아닌 부정출혈 중 가장 흔한 건 배란혈이라고 하는 질출혈입니다. 배란기 중 며칠정도 출혈이 있는 경우로 질병이 아니며 컨디션에 따라서 발생할 수 있습니다. 이 또한 출혈이 오래 지속되면 검사와 진찰이 필요합니다.

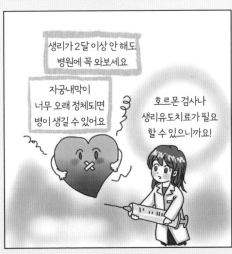

생리가 2달 이상 안 해도 병원에 꼭 와보세요

자궁내막이 너무 오래 정체되면 병이 생길 수 있어요

호르몬 검사나 생리유도치료가 필요할 수 있으니까요!

10대의 경우 생리불순이 매우 흔하여 지켜보는 경우도 많으나 6개월 이상 무월경이 있거나 2주 이상 부정출혈이 지속되면 병원에 내원하시는 것이 필요합니다.

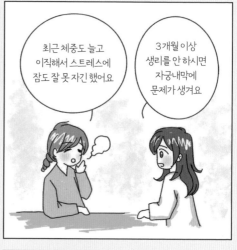

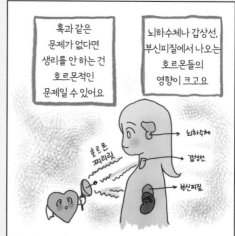

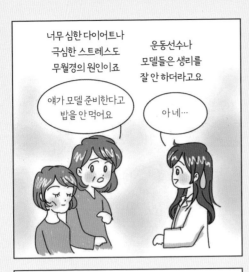

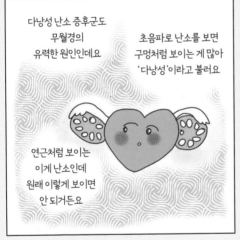

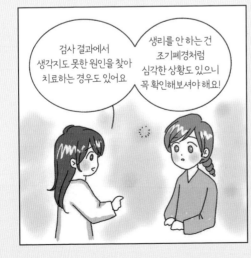

이런 경우 생리주기를 맞추거나 자궁내막의 보호를 위하여 피임약의 주기적인 복용을 권하는 경우가 많습니다. 부작용보다도 자궁을 보호하는 이득이 훨씬 크기에 병원의 처방 시 복용을 권장드립니다.

생리컵 사용하기

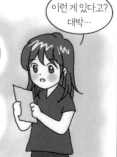

이런 게 있다고?
대박…

2015년 젠더이슈와
함께 혜성같이 나타난 게
바로 생리컵이었죠

저도 그전에는
생리컵의 존재를
모르고 있다가 그제서야
알게 되었어요

72

탐폰의 경우 8시간 이상
체내에 있게 되면 독성 쇼
크 신드롬이 일어날 수 있
으며 매우 드물게 사망에
까지 이르게 됩니다. 생리
컵 또한 그 위험도가 많
이 연구되지는 않았기에
너무 장기간 착용하는 건
피해야겠습니다.

전통적인 생리 처리법은
생리대와 탐폰이 있는데

아시다시피 생리대는
피부에 몹시 안 좋고

탐폰은
건강에 리스크가
꽤 큰 편입니다

축축해…
아토피 계속 악화됨
습진 계속 생겨요

질도 건조해지고
독성 부작용으로
8시간마다 무조건
갈아야하고요

그러다가 알게 된 생리컵!
일단 착용시간이 탐폰보다 길고
독성, 부작용 위험이 덜 해보여
상당히 좋아보이는 거예요

이건 산부인과 의사로서도
알아야겠는데? 써보자!
(도전 의식 발동!)

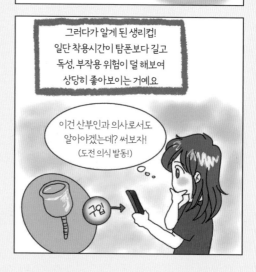

꿀꺽

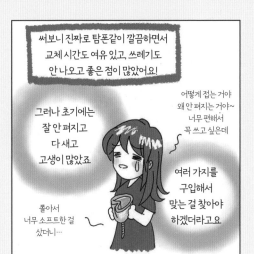

써보니 진짜로 탐폰같이 깔끔하면서 교체 시간도 여유 있고, 쓰레기도 안나오고 좋은 점이 많았어요!

그러나 초기에는 잘 안펴지고 다 새고 고생이 많았죠

어떻게 접는 거야 왜 안펴지는 거야~ 너무 편해서 꼭 쓰고 싶은데

여러 가지를 구입해서 맞는 걸 찾아야 하겠더라고요

쫄아서 너무 소프트한걸 샀더니…

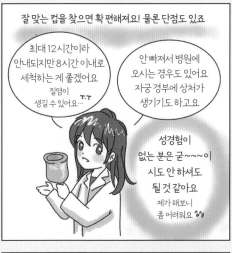

잘 맞는 컵을 찾으면 확 편해져요! 물론 단점도 있죠

최대 12시간이라 안내되지만 8시간 이내로 세척하는 게 좋겠어요 질염이 생길 수 있어요… T.T

안빠져서 병원에 오시는 경우도 있어요 자궁 경부에 상처가 생기기도 하고요

성경험이 없는 분은 굳~~~이 시도 안 하셔도 될 것 같아요 제가 해보니 좀 어려워요

본인의 경부 높이와 질의 길이에 맞는 사이즈를 선택하는 것이 필요합니다. 처음부터 너무 작고 소프트한 걸 선택하시면 실패하는 경우가 있습니다.

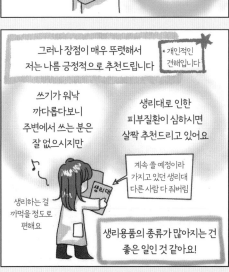

그러나 장점이 매우 뚜렷해서 저는 나름 긍정적으로 추천드립니다 *개인적인 견해입니다

쓰기가 워낙 까다롭다보니 주변에서 쓰는 분은 잘 없으시지만

생리대로 인한 피부질환이 심하시면 살짝 추천드리고 있어요

계속 쓸 예정이라 가지고 있던 생리대 다른 사람 다 줘버림

생리대

생리하는 걸 까먹을 정도로 편해요

생리용품의 종류가 많아지는 건 좋은 일인 것 같아요!

생리량이 적어요 생리색이 달라요

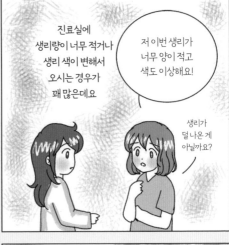

생리량이 적어져도 생리 주기가 규칙적이라면 별 문제가 없는 경우가 많습니다. 생리를 2개월 이상 하지 않거나 불규칙한 출혈이 반복되면 문제가 있을 수 있어 진료와 초음파 검사로 확인이 필요합니다.

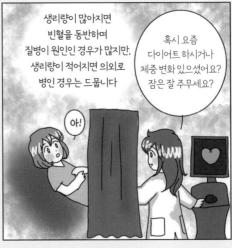

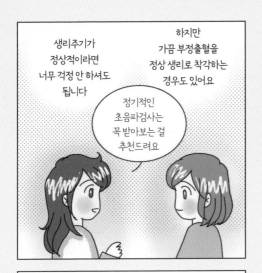

생리주기가
정상적이라면
너무 걱정 안 하셔도
됩니다

하지만
가끔 부정출혈을
정상 생리로 착각하는
경우도 있어요

정기적인
초음파검사는
꼭 받아보는 걸
추천드려요

>>>>>>>>>>>>>>>>

별다른 증상이 없어도 연
1회 초음파검사는 해보
시는 걸 추천드립니다.
<<<<<<<<<<<<<<<<

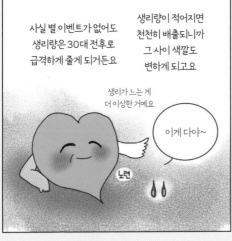

사실 별 이벤트가 없어도
생리량은 30대 전후로
급격하게 줄게 되거든요

생리량이 적어지면
천천히 배출되니까
그 사이 색깔도
변하게 되고요

생리가 느는 게
더 이상한 거예요

이게 다야~

노련

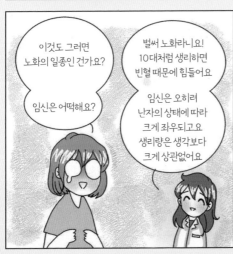

이것도 그러면
노화의 일종인 건가요?

임신은 어떡해요?

벌써 노화라니요!
10대처럼 생리하면
빈혈 때문에 힘들어요

임신은 오히려
난자의 상태에 따라
크게 좌우되고요
생리량은 생각보다
크게 상관없어요

조기폐경 이야기

폐경을 진단할 땐 혈액의 여성호르몬농도를 측정하여 배란이 이루어지고 있는지 여부를 알아봅니다.

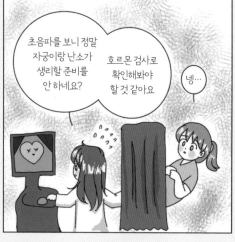

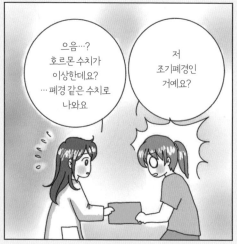

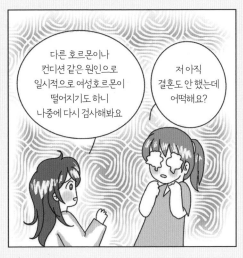

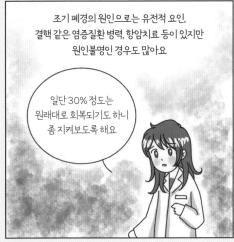

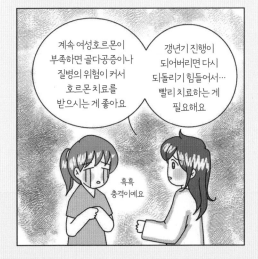

조기폐경은 여성호르몬이 포함된 약을 처방하여 치료합니다. 부족해진 호르몬을 직접 보충하는 방식인데 호르몬 약 복용 시 유방질환의 유병률을 높인다는 보고가 있어 복용 시 유방암 검진과 자궁암 검진이 매년 필요합니다.

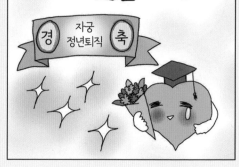

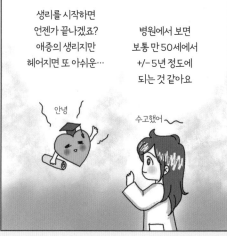

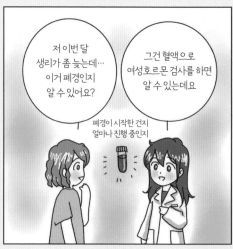

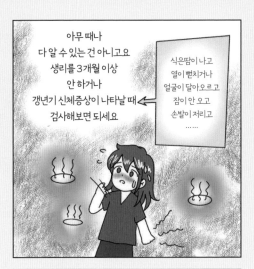

아무 때나
다 알 수 있는 건 아니고요
생리를 3개월 이상
안 하거나
갱년기 신체증상이 나타날 때
검사해보면 되세요

식은땀이 나고
열이 뻗치거나
얼굴이 달아오르고
잠이 안 오고
손발이 저리고
……

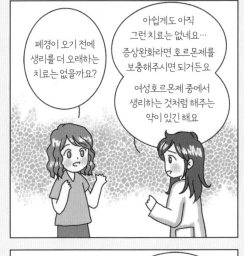

폐경이 오기 전에
생리를 더 오래하는
치료는 없을까요?

아쉽게도 아직
그런 치료는 없네요…
증상완화라면 호르몬제를
보충해주시면 되거든요

여성호르몬제 중에서
생리하는 것처럼 해주는
약이 있긴 해요

갱년기 보조제 식품도 도
움을 줄 수 있습니다. 호
르몬 치료제보다 효과적
이진 않지만 부작용이 비
교적 적어서 너무 과량만
아니면 편하게 섭취하셔
도 괜찮습니다.

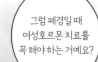

그럼 폐경일 때
여성호르몬 치료를
꼭 해야 하는 거예요?

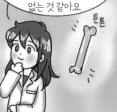

음…
이건 본인 선택인데요
호르몬제를 5년 이상 드시면
유방암 리스크가
올라간다는데
매우 드물기는 해서요
그래도 많이 불편한 걸
굳이 참으실 필요는
없는 것 같아요

매년 암검사를
하면서 먹게 되니까
조기발견이
잘되기도 하고요
약값도 싸고요

실제로 유방암 또는 여성
암인 경우 호르몬 치료를
할 수 없어 태반주사 등
다른 보조적인 치료 방
안을 사용하게 됩니다.

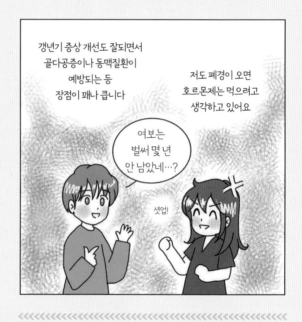

갱년기 증상 개선도 잘되면서
골다공증이나 동맥질환이
예방되는 등
장점이 꽤나 큽니다

저도 폐경이 오면
호르몬제는 먹으려고
생각하고 있어요

여보는
벌써 몇 년
안 남았네…?

셧업!

폐경 이후 호르몬의 부족으로 발생하는 골다공증 같은 질환은
다시 회복될 수가 없어서 호르몬 치료를 계획하신다면 폐경 진
단 이후 지연기간 없이 시작하시는 것이 좋습니다.

> ## 축전

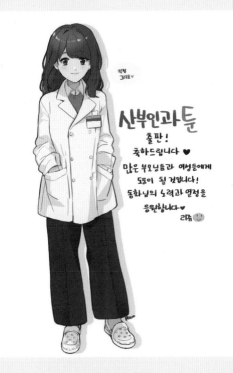

리쥬 님의 일러스트

04

누구나 걸릴 수 있는 여성질환

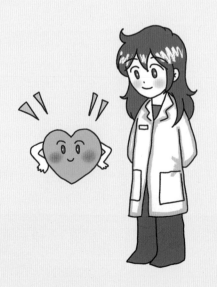

부끄러운데 나만 고통스러운 질염

질염은 크게 세균성, 곰팡이성으로 나뉘며 각 원인별로 사용되는 약물과 치료방법이 달라 병원에서 원인세균 검사 이후 치료를 진행하게 됩니다.

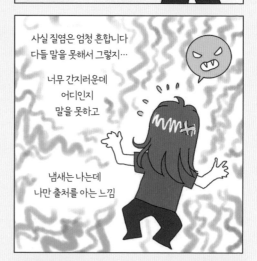

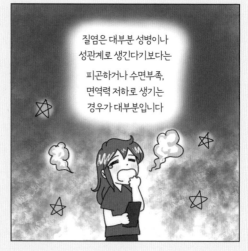

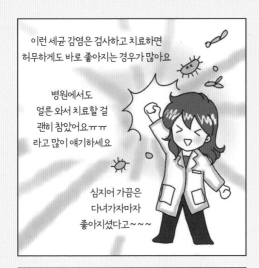

이런 세균 감염은 검사하고 치료하면
허무하게도 바로 좋아지는 경우가 많아요

병원에서도
얼른 와서 치료할 걸
괜히 참았어요ㅠㅠ
라고 많이 얘기하세요

심지어 가끔은
다녀가자마자
좋아지셨다고~~~

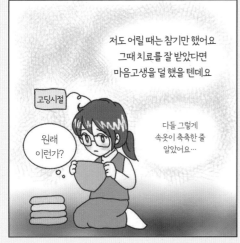

저도 어릴 때는 참기만 했어요
그때 치료를 잘 받았다면
마음고생을 덜 했을 텐데요

고딩시절

원래
이런가?

다들 그렇게
속옷이 축축한 줄
알았어요…

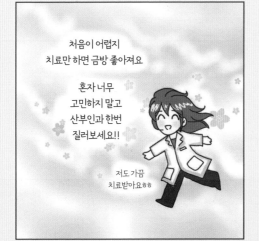

처음이 어렵지
치료만 하면 금방 좋아져요

혼자 너무
고민하지 말고
산부인과 한번
질러보세요!!

저도 가끔
치료받아요ㅎㅎ

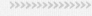

여성유산균을 복용하면
질내 환경이 좋아져서 각
종 세균이 자라지 못하게
만들어주는 효과가 있습
니다.

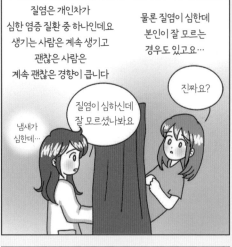

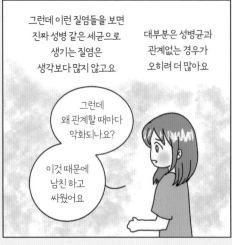

성관계로
전염이 안 되는 세균도
관계 자체가 염증을
악화시키는 요인이
될 수 있거든요

관계 후 너무 열심히 씻어서
면역도 다 씻겨나가거나
비위생적인 손톱으로
만졌다거나… 그러면
세균이 번식해요

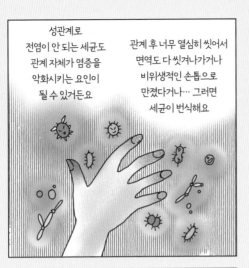

비누 성분은 직접 세척용
으로 적합하지 않습니다.
질 세정제를 사용하는 것
도 나쁘지 않으나 세정
자체를 가볍게 마무리하
는 편이 좋습니다. 특히
비데 사용은 지양하는
것이 좋습니다.

특히 질내의 유산균이
질의 산성을 유지시켜주는데
이 산성 방어가 깨지면
곰팡이나 잡균이 침범하게 되거든요

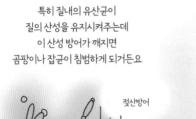

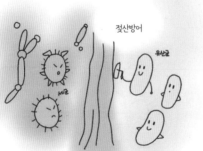

젖산방어

유산균

세균

질 전용 유산균으로 나오
는 제품의 경우 질에 잘
서식하는 유산균 유효균
주를 일정 수 이상 투여해
줘야 효과가 있다고 보고
있습니다. 종합 유산균을
드셔도 나쁠 것은 없지만
특정한 기능을 원한다면
타깃을 맞춰 집중투여 하
는 것이 좋겠지요.

물론 이런 질염들은
아주 나쁜 세균은 아니라서
치료를 받으시면
무척 쉽게 좋아집니다

한번 치료받으니
허무하게 좋아지네요
그동안 고민했던
시간들 무엇…

저도 종종
피곤하면
걸리는걸요

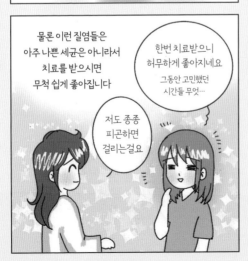

지긋지긋한 만성질염

질염이 너무 계속 생겨요

나쁜 균은 없네요

여성호르몬이 많이 분비될 경우 경부에 점액이 더 잘 형성되고 경부를 쉽게 헐게 합니다. 생리 전후 또는 임신 중 질 분비물이 증가하는 이유도 여성호르몬이 증가해서 그런 것입니다.

원래 질 분비물은 들어온 세균을 밀어내기 위해 어느 정도는 분비가 되는 것이 정상적입니다 너무 건조해도 오히려 질염이 생겨요

특정 세균이 있는 경우는 치료를 하면 되겠지만

특별한 균이 없거나 자꾸 재발되는 경우를 이야기해볼게요

많이 알고 계시겠지만 질은 유산균이 대사하는 젖산 즉 산성 환경으로 세균들을 방어하는 공생관계를 가지는데요

이런 유산균의 균형이 깨지면 특정 세균이나 대장균 같은 잡 세균들이 마구 늘어나는 거죠

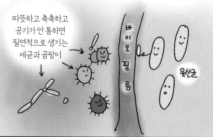

따뜻하고 축축하고 공기가 안 통하면 필연적으로 생기는 세균과 곰팡이

바이오필름

유산균

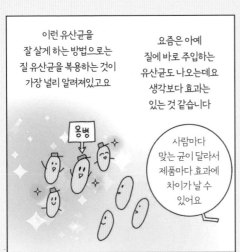

이런 유산균을 잘 살게 하는 방법으로는 질 유산균을 복용하는 것이 가장 널리 알려져있고요

요즘은 아예 질에 바로 주입하는 유산균도 나오는데요 생각보다 효과는 있는 것 같습니다

용병

사람마다 맞는 균이 달라서 제품마다 효과에 차이가 날 수 있어요

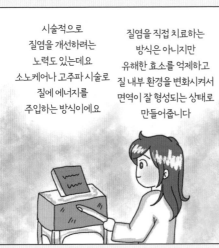

시술적으로 질염을 개선하려는 노력도 있는데요 소노케어나 고주파 시술로 질에 에너지를 주입하는 방식이에요

질염을 직접 치료하는 방식은 아니지만 유해한 효소를 억제하고 질 내부 환경을 변화시켜서 면역이 잘 형성되는 상태로 만들어줍니다

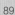

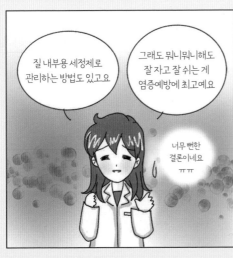

질 내부용 세정제로 관리하는 방법도 있고요

그래도 뭐니뭐니해도 잘 자고 잘 쉬는 게 염증예방에 최고예요

너무 뻔한 결론이네요 ㅠㅠ

최강 간지러움
칸디다 질염

으악
저 간지러워서
미치겠어요ㅜㅜ

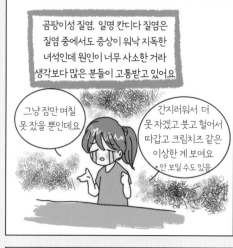

곰팡이성 질염, 일명 칸디다 질염은
질염 중에서도 증상이 워낙 지독한
녀석인데 원인이 너무 사소한 거라
생각보다 많은 분들이 고통받고 있어요

그냥 잠만 며칠
못 잤을 뿐인데요

간지러워서 더
못 자겠고 붓고 헐어서
따갑고 크림치즈 같은
이상한 게 보여요
*안 보일 수도 있음

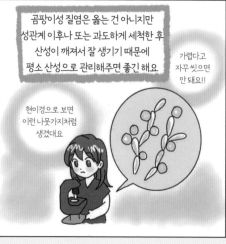

곰팡이성 질염은 옮는 건 아니지만
성관계 이후나 또는 과도하게 세척한 후
산성이 깨져서 잘 생기기 때문에
평소 산성으로 관리해주면 좋긴 해요

가렵다고
자꾸 씻으면
안 돼요!!

현미경으로 보면
이런 나뭇가지처럼
생겼대요

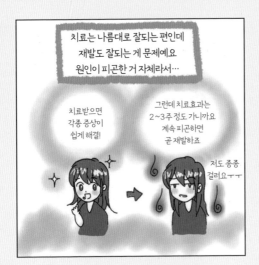

치료는 나름대로 잘되는 편인데
재발도 잘되는 게 문제예요
원인이 피곤한 거 자체라서…

치료받으면
각종 증상이
쉽게 해결!

그런데 치료효과는
2~3주 정도 가니까요
계속 피곤하면
곧 재발하죠

저도 종종
걸려요ㅜㅜ

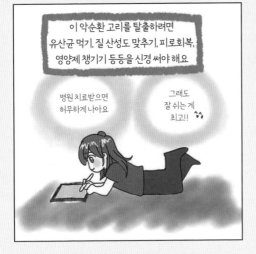

이 악순환 고리를 탈출하려면
유산균 먹기, 질 산성도 맞추기, 피로회복,
영양제 챙기기 등등을 신경 써야 해요

병원 치료받으면
허무하게 나아요

그래도
잘 쉬는 게
최고!!

91

간지러운 질염 증상은 칸
디다 질염이 가장 흔하나
일부 세균성 질염도 간지
러운 증상이 동반됩니다.
따라서 꼭 검사를 하고
약을 받으시는 편이 좋습
니다.

<<<<<<<<<<<<<<<

92

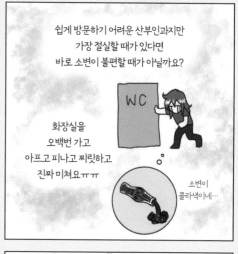

쉽게 방문하기 어려운 산부인과지만
가장 절실할 때가 있다면
바로 소변이 불편할 때가 아닐까요?

WC

화장실을
오백번 가고
아프고 피나고 찌릿하고
진짜 미쳐요ㅠㅠ

소변이
콜라색이네…

의학적으로는 요로감염
(UTI ; Urinary Tract
Infection)이 맞는 용어
이나 일반적으로 방광염
이라는 질환명이 통용됩
니다.

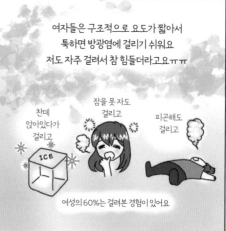

여자들은 구조적으로 요도가 짧아서
툭하면 방광염에 걸리기 쉬워요
저도 자주 걸려서 참 힘들더라고요ㅠㅠ

잠을 못 자도
걸리고

찬데
앉아있다가
걸리고

ICE

피곤해도
걸리고

여성의 60%는 걸려본 경험이 있어요

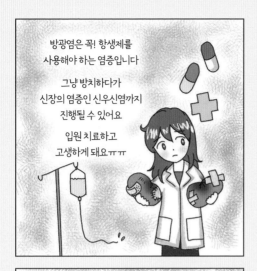

방광염은 꼭! 항생제를
사용해야 하는 염증입니다

그냥 방치하다가
신장의 염증인 신우신염까지
진행될 수 있어요

입원 치료하고
고생하게 돼요ㅠㅠ

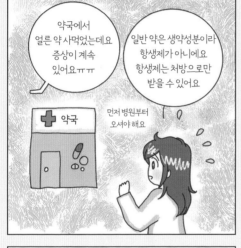

약국에서
얼른 약 사먹었는데요
증상이 계속
있어요ㅠㅠ

일반 약은 생약성분이라
항생제가 아니에요
항생제는 처방으로만
받을 수 있어요

약국

먼저 병원부터
오셔야 해요

항생제에 내성이 있는 세
균이 있을 확률이 있어
병원에서 소변검사와 세
균 배양검사를 하고 항생
제를 처방합니다.

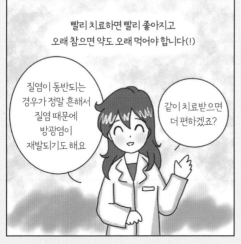

빨리 치료하면 빨리 좋아지고
오래 참으면 약도 오래 먹어야 합니다(!)

질염이 동반되는
경우가 정말 흔해서
질염 때문에
방광염이
재발되기도 해요

같이 치료받으면
더 편하겠죠?

항생제를 드시면 하루 만
에도 금방 증상이 좋아지
지만 재발 방지를 위해서
는 3일 이상 약 복용이 반
드시 필요합니다.

94

방광에 소변이 오래 머무
를수록 세균이 번식할 확
률이 늘어나므로 가능한
소변을 오래 참지 마세요.
잔뇨가 없게 끝까지 보는
습관도 중요합니다.

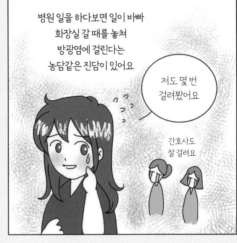

화장실만 잘 가도
방광염에
안 걸리는데

WC

병원 일을 하다보면 일이 바빠
화장실 갈 때를 놓쳐
방광염에 걸린다는
농담같은 진담이 있어요

저도 몇 번
걸려봤어요

간호사도
잘 걸려요

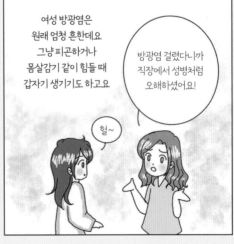

여성 방광염은
원래 엄청 흔한데요
그냥 피곤하거나
몸살감기 같이 힘들 때
갑자기 생기기도 하고요

방광염 걸렸다니까
직장에서 성병처럼
오해하셨어요!

헐~

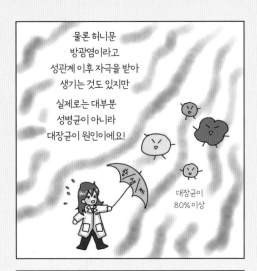

물론 허니문
방광염이라고
성관계 이후 자극을 받아
생기는 것도 있지만

실제로는 대부분
성병균이 아니라
대장균이 원인이에요!

대장균이
80% 이상

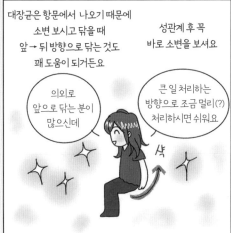

대장균은 항문에서 나오기 때문에
소변 보시고 닦을 때
앞 → 뒤 방향으로 닦는 것도
꽤 도움이 되거든요

성관계 후 꼭
바로 소변을 보셔요

의외로
앞으로 닦는 분이
많으신데

큰 일 처리하는
방향으로 조금 멀리(?)
처리하시면 쉬워요

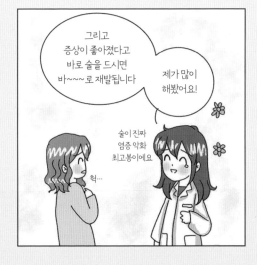

그리고
증상이 좋아졌다고
바로 술을 드시면
바~~~로 재발됩니다

제가 많이
해봤어요!

술이 진짜
염증 악화
최고봉이에요

헉...

방광염은 가능한 빨리 치
료할수록 좋으며 치료가
너무 늦으면 신우신염 또
는 만성 방광염으로 진행
될 수 있습니다.

대부분의 질에 생기는 병변은 육안으로 관찰되는 경우가 많으나 가끔 세균이나 바이러스 검사가 필요한 경우가 있습니다.

종기나 모낭염의 경우 세균성 질염과 같이 생기는 경우가 자주 있어 미리 질염 치료제를 받아두는 것이 도움이 됩니다.

질에 생길 수 있는 뾰루지들

뭔가 뾰루지가 났어요…

그럼 한번 볼까요?

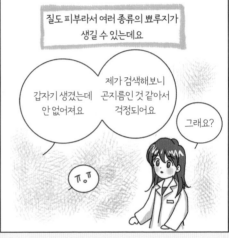

질도 피부라서 여러 종류의 뾰루지가 생길 수 있는데요

갑자기 생겼는데 안 없어져요

제가 검색해보니 곤지름인 것 같아서 걱정되어요

그래요?

ㅠ_ㅠ

제일 자주 보게 되는 뾰루지는 크게 세 종류 정도인 듯해요

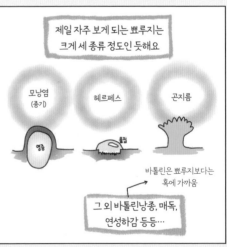

모낭염 (종기)

헤르페스

곤지름

염증

물집

바톨린은 뾰루지보다는 혹에 가까움

그 외 바톨린낭종, 매독, 연성하감 등등…

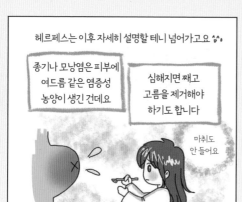

헤르페스는 이후 자세히 설명할 테니 넘어가고요 🙌

종기나 모낭염은 피부에 여드름 같은 염증성 농양이 생긴 건데요

심해지면 째고 고름을 제거해야 하기도 합니다

마취도 안 들어요

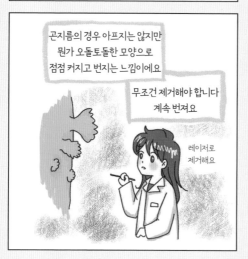

곤지름의 경우 아프지는 않지만 뭔가 오돌토돌한 모양으로 점점 커지고 번지는 느낌이에요

무조건 제거해야 합니다 계속 번져요

레이저로 제거해요

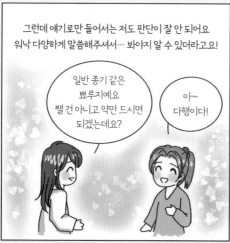

그런데 얘기로만 들어서는 저도 판단이 잘 안 되어요 워낙 다양하게 말씀해주셔서… 봐야지 알 수 있더라고요!

일반 종기 같은 뾰루지예요 쨀 건 아니고 약만 드시면 되겠는데요?

아~ 다행이다!

아랫배가 아프다고 모두 골반염은 아닙니다. 근처에 있는 방광의 염증이나 난소 통증도 비슷한 하복통을 일으키기 때문에 병원에서 진찰이 필요합니다.

98

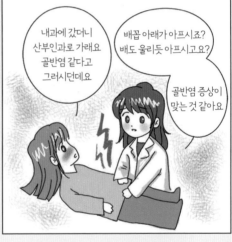

은근 심각한
골반염

계속 배가 아프고 열 몸살이 나요

내과에 갔더니 산부인과로 가래요 골반염 같다고 그러시던데요

배꼽 아래가 아프시죠? 배도 울리듯 아프시고요?

골반염 증상이 맞는 것 같아요

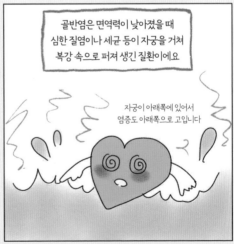

골반염은 면역력이 낮아졌을 때 심한 질염이나 세균 등이 자궁을 거쳐 복강 속으로 퍼져 생긴 질환이에요

자궁이 아래쪽에 있어서 염증도 아래쪽으로 고입니다

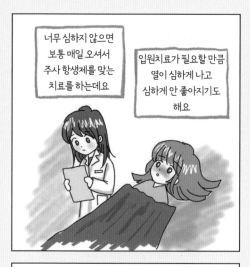

너무 심하지 않으면 보통 매일 오셔서 주사 항생제를 맞는 치료를 하는데요

입원치료가 필요할 만큼 열이 심하게 나고 심하게 안 좋아지기도 해요

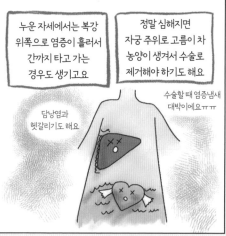

누운 자세에서는 복강 위쪽으로 염증이 흘러서 간까지 타고 가는 경우도 생기고요

정말 심해지면 자궁 주위로 고름이 차 농양이 생겨서 수술로 제거해야 하기도 해요

수술할 때 염증냄새 대박이에요ㅠㅠ

담낭염과 헷갈리기도 해요

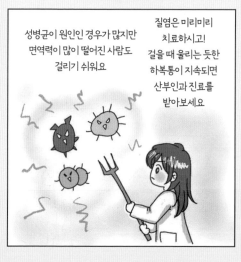

성병균이 원인인 경우가 많지만 면역력이 많이 떨어진 사람도 걸리기 쉬워요

질염은 미리미리 치료하시고! 걸을 때 울리는 듯한 하복통이 지속되면 산부인과 진료를 받아보세요

소변이 내 마음대로 안 되는 요실금

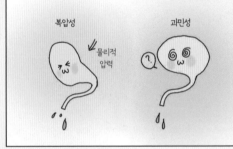

요실금은 주로 여성에게
많이 생기는데요
소변을 조절하기 힘든 증상을
통상 요실금이라고 하지만
증상에 따라 몇 종류로 나닙니다

일단 복압성 요실금과
과민성 방광이 여성에게
가장 흔하게 보여서
두 가지를 얘기할게요!

복압성

물리적
압력

과민성

복압성 요실금은
크게 웃거나 재채기를 하면
갑자기 압력이 올라가며
소변이 흐르는 증상이에요

여성은 임신과 분만으로
골반 근육이 약해지는
경우가 많아서
복압성 요실금이
많이 생겨요

복압성 요실금의 진단은
요역동학 검사를 통해서
결정됩니다. 계단을 오르
거나 재채기하거나 크게
웃을 때 소변이 흐를 정도
로 불편하면 수술적 치료
를 고려하게 됩니다.

분만 때
고생하시면
30~40대부터도
생길 수 있고

보통은
50~60대
되시면
흔해집니다

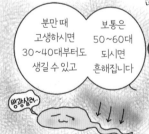

이런 복압성 요실금은
물리적인 압력에 의해
생기는 거라서
약물치료가 큰 효과는 없고
간단한 수술로 치료가 가능해요

테이프 요실금 수술 이후
90% 이상 호전됩니다

질을 통해 테이프로
요도를 당겨 올려줘요

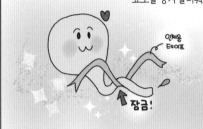

복압성 요실금의 경우 케겔운동 등 보존적인 치료를 시도해볼 수 있습니다. 치료 확률은 약 30~40% 정도로 수술적 효과에 비하긴 어렵지만 시도해서 손해볼 것은 없으므로 일차적으로 추천됩니다.

과민성 방광은 소변을
인식하는 신경에 문제가 생겨서
소변을 못 참게 되거나
너무 자주 보게 되는
증상이 나타나요

기존 방광염이
불완전하게 치료됐거나
변비, 비만 등이
원인으로 지목되는데
명확하지는 않아요

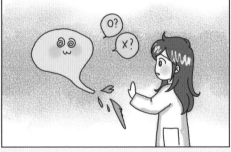

이런 기질적인 요실금은 다행히 약물치료가 가능합니다

소변을 너무 자주 보거나
잘 때 2번 이상 깨서
화장실을 간다면
약 처방을 받아보세요

복용기간은
좀 길지만
좋아질 수 있어요!

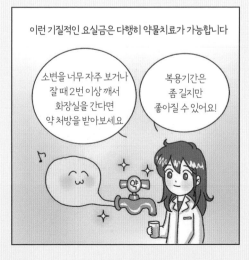

잠 못 자면 생기는 산부인과 질환

진료를 보다가 질염이 심하거나
방광염 증상이 심할 분들이
이게 왜 생겼나
궁금해 하실 때가 있어요

잠은
잘 주무시고
계세요?

… 아니요?

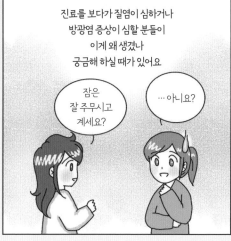

잠은 생체활동의
필수적인 요소로 사람마다
적정 시간이 충족되지 못하면

여기저기 몸의 균형이
무너지게 되지요…

일단 면역력부터
무너지니까
염증이
여기저기 생겨요

피부 트러블
질염
방광염
장염

면역력

잠   잠

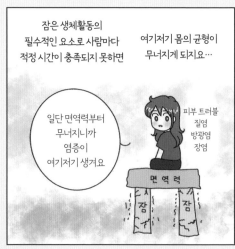

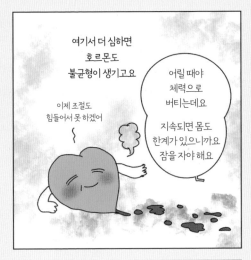

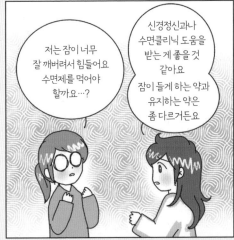

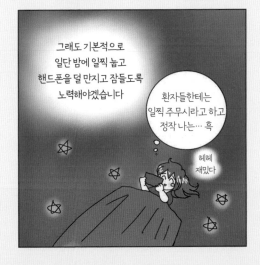

생리나 폐경의 유전적 경향에 대해서는 많은 분들이 신뢰하고 계시기는 하지만 학술적으로 그 연관성이 밝혀져지지는 않습니다.

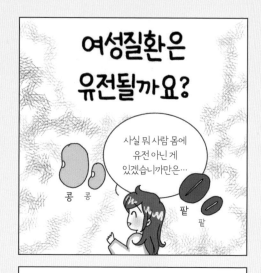

여성질환은
유전될까요?

사실 뭐 사람 몸에 유전 아닌 게 있겠습니까만은…

콩 콩

팥
팥

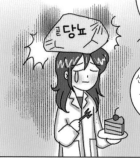

일단 저의 부모님께서는 두 분 모두 당뇨 치료 중이신데요 이러면 제가 나중에 당뇨에 걸릴 확률은 50~60% 정도입니다

끝 당뇨

저는 대학생 때 이미 당뇨 주의단계 진단을 받았습니다

산부인과 환자분들도 유전 부분을 많이들 물어보시거든요

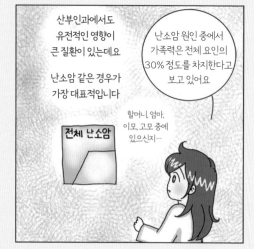

산부인과에서도 유전적인 영향이 큰 질환이 있는데요

난소암 같은 경우가 가장 대표적입니다

난소암 원인 중에서 가족력은 전체 요인의 30% 정도를 차지한다고 보고 있어요

전체 난소암

할머니, 엄마, 이모, 고모 중에 있으신지…

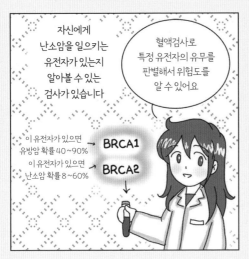

자신에게 난소암을 일으키는 유전자가 있는지 알아볼 수 있는 검사가 있습니다

혈액검사로 특정 유전자의 유무를 판별해서 위험도를 알 수 있어요

이 유전자가 있으면 유방암 확률 40~90%
이 유전자가 있으면 난소암 확률 8~60%

BRCA1
BRCA2

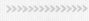

BRCA 유전자변이가있는 경우 암 발생률은 4~9배 올라갑니다. 이런 사람들은 일생동안 4~50% 즉 두 명중 한 명 꼴로 암에 걸리게 되어 예방적 절제수술이 추천됩니다.

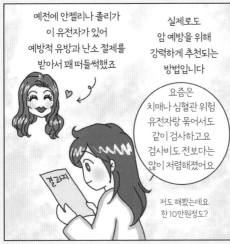

예전에 안젤리나 졸리가 이 유전자가 있어 예방적 유방과 난소 절제를 받아서 꽤 떠들썩했죠

실제로도 암 예방을 위해 강력하게 추천되는 방법입니다

요즘은 치매나 심혈관 위험 유전자랑 묶어서도 같이 검사하고요 검사비도 전보다는 많이 저렴해졌어요

저도 해봤는데요 한 10만원정도?

결과지

105

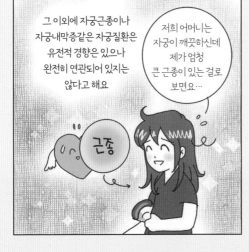

그 이외에 자궁근종이나 자궁내막증같은 자궁질환은 유전적 경향은 있으나 완전히 연관되어 있지는 않다고 해요

저희 어머니는 자궁이 깨끗하신데 제가 엄청 큰 근종이 있는 걸로 보면요…

근종

유전자 검사의 경우 현재의 건강상태를 검사하는 건강검진을 대체할 수는 없습니다. 유전적으로 취약한 부분을 알 수 있을 뿐이지 현재의 건강 이상 여부는 직접 검사로만 알 수 있습니다.

원장님의
시크릿 라이프

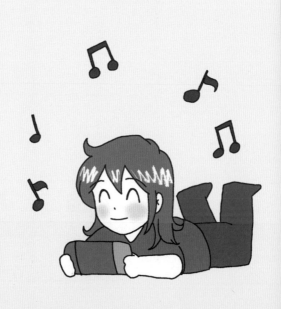

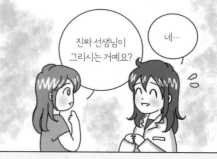

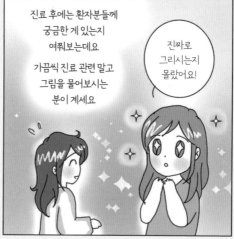

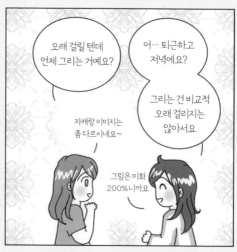

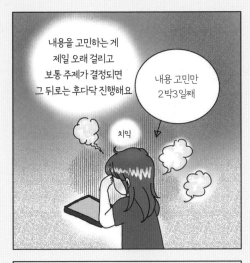

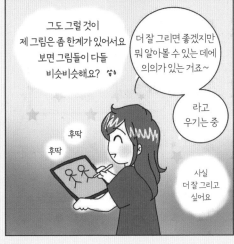

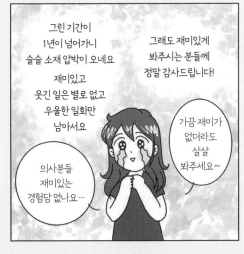

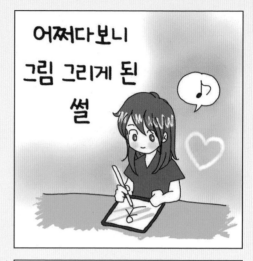

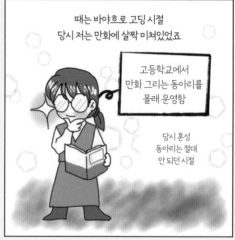

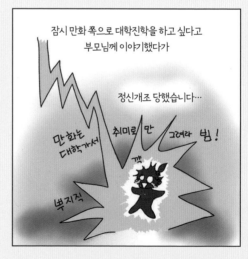

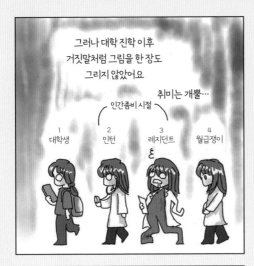

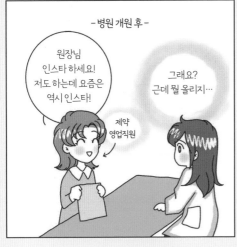

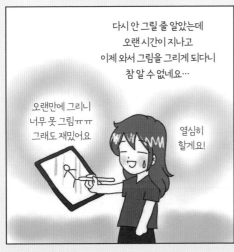

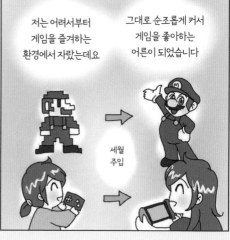

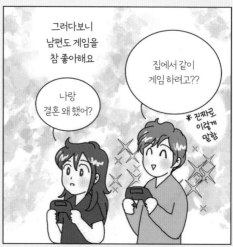

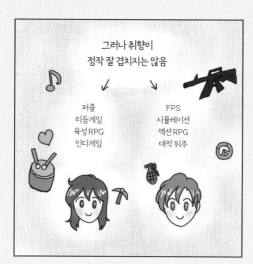

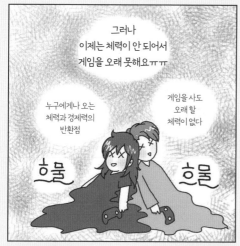

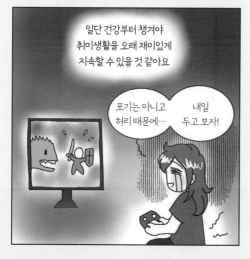

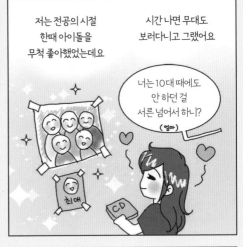

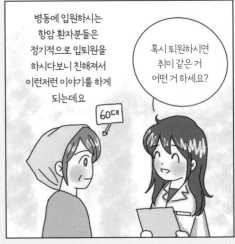

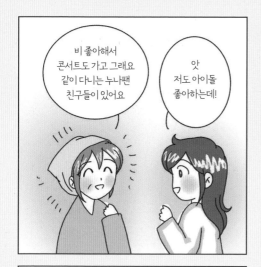

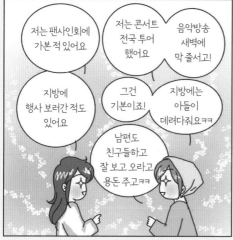

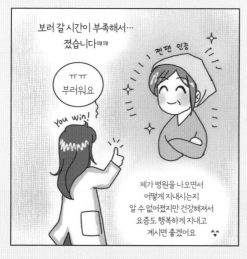

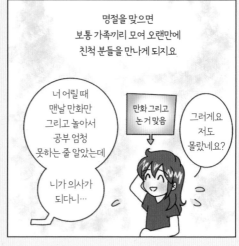

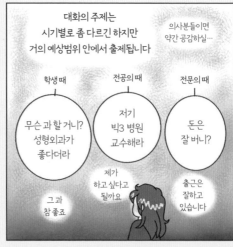

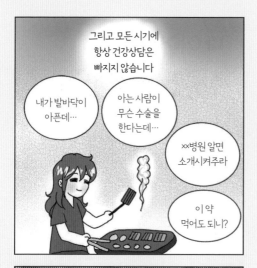

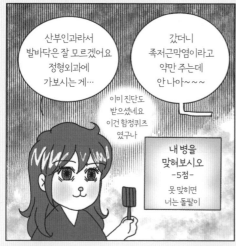

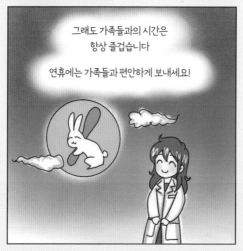

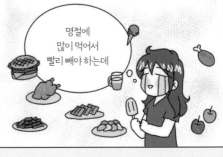

많은 분들이 그러시겠지만
저도 거의 일상이 다이어트라서
학회도 가고 다이어트 관련 책도
종종 사서 보는 편입니다

일단 저도
다이어트가
시급해서요

명절 때처럼 갑자기
음식을 많이 먹게 되면
순간적으로 체중이
상한가를 치게 되는데요

이렇게 급하게 찐 살은
간에서 지방을 바뀌기 전에
빨리 조치를 취하면
진짜 지방이 되지 않거든요

일명 급찐급빠

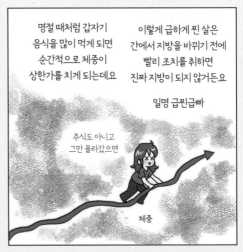

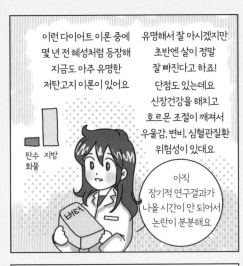

이런 다이어트 이론 중에 몇 년 전 혜성처럼 등장해 지금도 아주 유명한 저탄고지 이론이 있어요

탄수화물　지방

유명해서 잘 아시겠지만 초반엔 살이 정말 잘 빠진다고 하죠!
단점도 있는데요 신장건강을 해치고 호르몬 조절이 깨져서 우울감, 변비, 심혈관질환 위험성이 있대요

아직 장기적 연구결과가 나올 시간이 안 되어서 논란이 분분해요

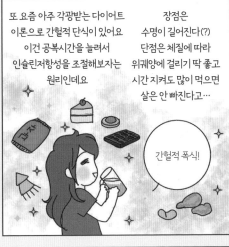

또 요즘 아주 각광받는 다이어트 이론으로 간헐적 단식이 있어요 이건 공복시간을 늘려서 인슐린저항성을 조절해보자는 원리인데요

장점은 수명이 길어진다(?)
단점은 체질에 따라 위궤양에 걸리기 딱 좋고 시간 지켜도 많이 먹으면 살은 안 빠진다고…

간헐적 폭식!

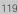
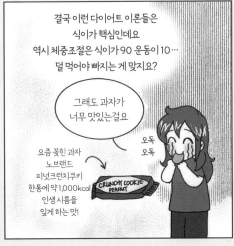

결국 이런 다이어트 이론들은 식이가 핵심인데요
역시 체중조절은 식이가 90 운동이 10…
덜 먹어야 빠지는 게 맞지요?

그래도 과자가 너무 맛있는걸요

오독 오독

요즘 꽂힌 과자 노브랜드 피넛크런치쿠키 한통에 약 1,000kcal 인생시름을 잊게 하는 맛!

CRUNCHY COOKIE PEANAT

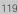

의사들은 다이어트를 어떻게 할까?

뭐 건강하게 먹고 운동하면 빠진다는 뻔한 이론은 누구나 알지만…

의학적 다이어트에 관심을 가지면 어떻게 되냐면요 제 경우는…

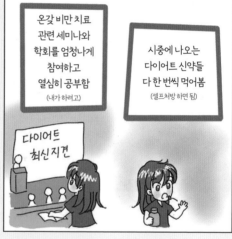

온갖 비만 치료 관련 세미나와 학회를 엄청나게 참여하고 열심히 공부함 (내가 하려고)

시중에 나오는 다이어트 신약들 다 한 번씩 먹어봄 (셀프처방 하면 됨)

다이어트 최신지견

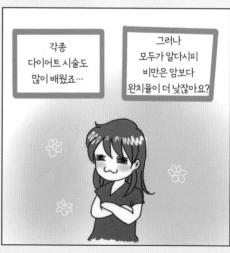

각종 다이어트 시술도 많이 배웠죠…

그러나 모두가 알다시피 비만은 암보다 완치율이 더 낮잖아요?

온갖 약들을
다 먹어봤지만
효과가 좋으면서
부작용이 없는 약은
존재하지 않았고

PT 운동도 몇 년은
받아봤지만 운동을
안 하면 그냥 요요가
천천히 오는 것일뿐
똑같더군요

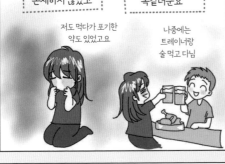

저도 먹다가 포기한
약도 있었고요

나중에는
트레이너랑
술 먹고 다님

그러던 와중에
큰 수술을 받고
병원 개원을 하면서
마음고생으로
피폐 다이어트가 되어

지금은 한창때보다는
좀 덜 나가기는 한데
……
역시 안 먹어야
빠져요 (단호)

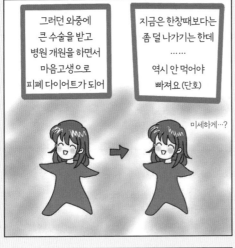

미세하게…?

어쩌다보니
다이어트 약 처방 상담은
잘해드리게 되었네요

사실 제가 복용하는
다이어트약도
아직 있긴 하고…

약도 나름
장단점이 있으니
적당히만 쓰면
좋지 않을까! 합니다…

약이란 약은
다 먹어 봤더니…

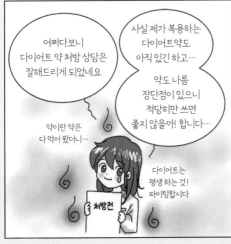

다이어트는
평생 하는 것!
파이팅합시다

처방전

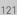

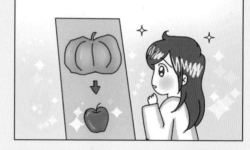

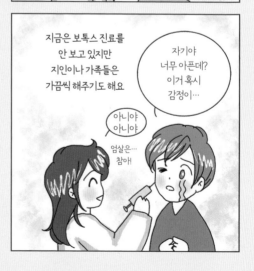

모든 시술은 부작용이 있으며 의료진과 충분히 진료 상의 후에 결정하시길 바랍니다.

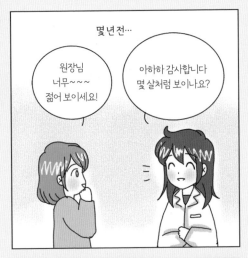

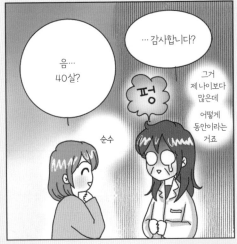

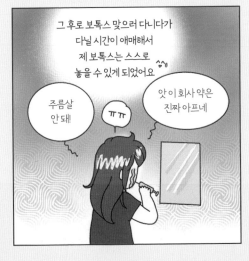

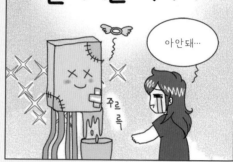

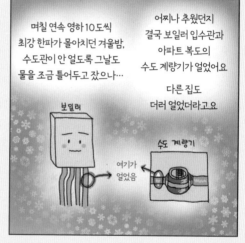

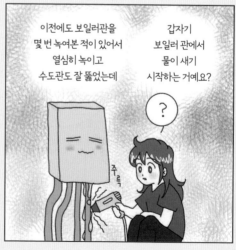

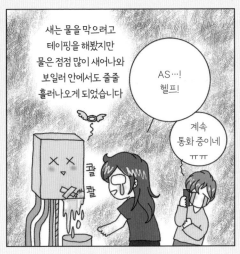

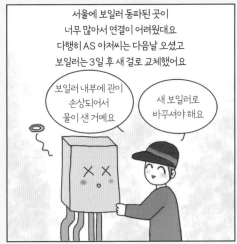

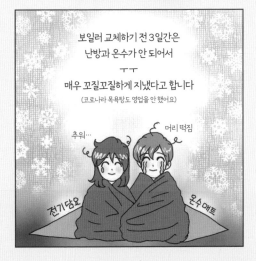

의사가
의학드라마 볼 때

이번에는
이런 의학드라마가
나옵니다!!

또요?

차라리 학생 때는
그래도 의드를
좀 봤었던 것 같은데

병원 일을 하다보니
병원 배경인 드라마는
오래 보기가 힘들더라고요

일단
현실과의
괴리감이
심하고요

뭔가 안 맞는 걸
계속 참기가
힘들어요

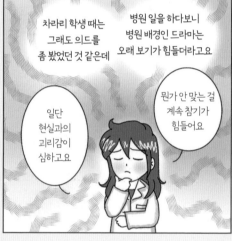

그렇다고
너무 현실적이면
드라마 보면서
일하는 것 같더라고요

차라리
외국 의학드라마는
좀 낫더라고요?
그냥 판타지 같아서
그런가…

그레이아나토미
닥터하우스
더굿닥터

이런 거는 좀 봤어요

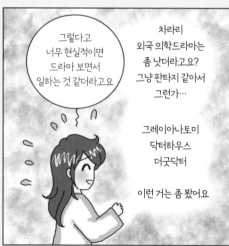

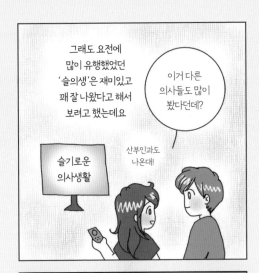

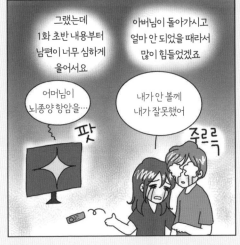

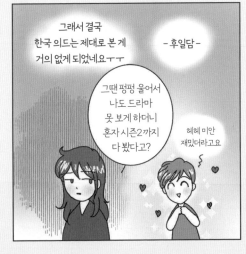

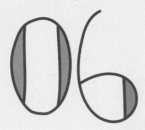

Chapter

06

소중한 곳을

관리하는 방법

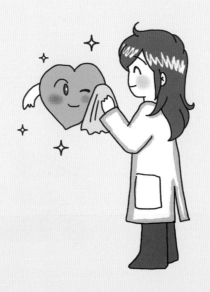

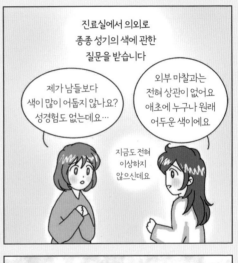

호르몬적인 착색은 임신 중에도 발생하는 경우가 많습니다. 임신 중에 유두나 성기 주변 등이 착색되는 경우가 호르몬적인 착색에 해당합니다.

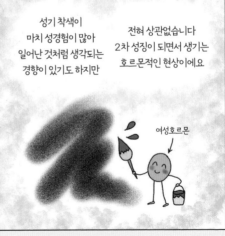

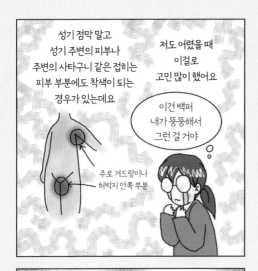

성기 점막 말고
성기 주변의 피부나
주변의 사타구니 같은 접히는
피부 부분에도 착색이 되는
경우가 있는데요

저도 어렸을 때
이걸로
고민 많이 했어요

이건 백퍼
내가 뚱뚱해서
그런 걸 거야

주로 겨드랑이나
허벅지 안쪽 부분

>>>>>>>>>>>>>>>>

피부끼리 스치거나 속옷
에 마찰이 심해 생기는
착색은 어느 정도 존재합
니다.

<<<<<<<<<<<<<<<<

131

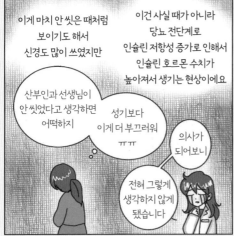

이게 마치 안 씻은 때처럼
보이기도 해서
신경도 많이 쓰였지만

이건 사실 때가 아니라
당뇨 전단계로
인슐린 저항성 증가로 인해서
인슐린 호르몬 수치가
높아져서 생기는 현상이에요

산부인과 선생님이
안 씻었다고 생각하면
어떡하지

성기보다
이게 더 부끄러워
ㅠㅠ

의사가
되어보니

전혀 그렇게
생각하지 않게
됐습니다

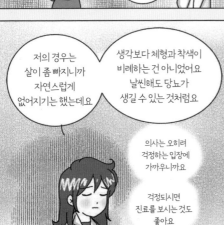

저의 경우는
살이 좀 빠지니까
자연스럽게
없어지기는 했는데요

생각보다 체형과 착색이
비례하는 건 아니었어요
날씬해도 당뇨가
생길 수 있는 것처럼요

의사는 오히려
걱정하는 입장에
가까우니까요

걱정되시면
진료를 보시는 것도
좋아요

>>>>>>>>>>>>>>>

이미 착색된 피부(고정된
멜라닌 색소)는 레이저 등
의 시술적인 방법으로 개
선할 수 있습니다.

<<<<<<<<<<<<<<<

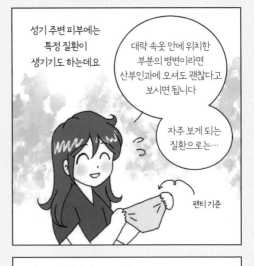

성기 주변 피부에는
특정 질환이
생기기도 하는데요

대략 속옷 안에 위치한
부분의 병변이라면
산부인과에 오셔도 괜찮다고
보시면 됩니다

자주 보게 되는
질환으로는…

팬티 기준

사타구니 주변 모낭염, 뾰루지는 질염으로 인해 습해지거나 몸의 면역력이 떨어지면서 염증이 퍼져 생기는 경우가 대부분입니다. 사타구니 라인을 따라 곪는 경향이 있습니다. 부위에 따라 산부인과 또는 외과, 피부과를 방문하시어 치료하시기 바랍니다.

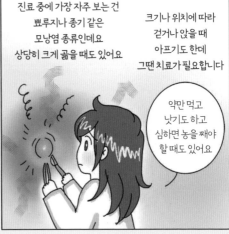

진료 중에 가장 자주 보는 건
뾰루지나 종기 같은
모낭염 종류인데요
상당히 크게 곪을 때도 있어요

크기나 위치에 따라
걷거나 앉을 때
아프기도 한데
그땐 치료가 필요합니다

약만 먹고
낫기도 하고
심하면 농을 째야
할 때도 있어요

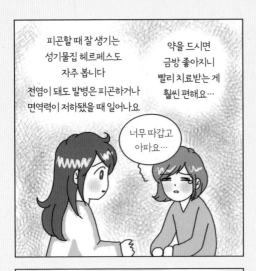

피곤할 때 잘 생기는 성기물집 헤르페스도 자주 봅니다

전염이 돼도 발병은 피곤하거나 면역력이 저하됐을 때 일어나요

약을 드시면 금방 좋아지니 빨리 치료받는 게 훨씬 편해요…

너무 따갑고 아파요…

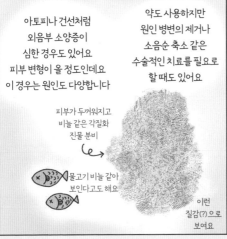

아토피나 건선처럼 외음부 소양증이 심한 경우도 있어요 피부 변형이 올 정도인데요 이 경우는 원인도 다양합니다

약도 사용하지만 원인 병변의 제거나 소음순 축소 같은 수술적인 치료를 필요로 할 때도 있어요

피부가 두꺼워지고 비늘 같은 각질화 진물 분비

물고기 비늘 같아 보인다고도 해요

이런 질감(?)으로 보여요

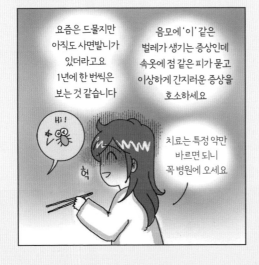

요즘은 드물지만 아직도 사면발니가 있더라고요 1년에 한 번씩은 보는 것 같습니다

음모에 '이' 같은 벌레가 생기는 증상인데 속옷에 점 같은 피가 묻고 이상하게 간지러운 증상을 호소하세요

치료는 특정 약만 바르면 되니 꼭 병원에 오세요

Hi !

헉

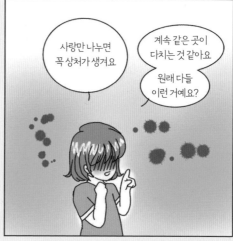

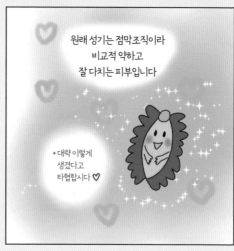

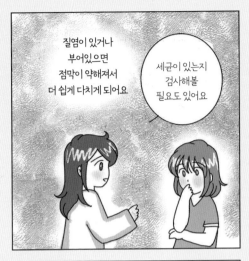

질염이 있거나
부어있으면
점막이 약해져서
더 쉽게 다치게 되어요

세균이 있는지
검사해볼
필요도 있어요

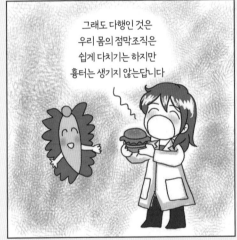

그래도 다행인 것은
우리 몸의 점막조직은
쉽게 다치기는 하지만
흉터는 생기지 않는답니다

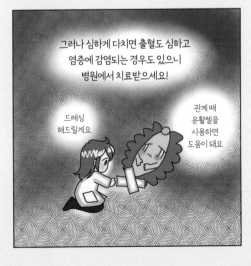

그러나 심하게 다치면 출혈도 심하고
염증에 감염되는 경우도 있으니
병원에서 치료받으세요!

드레싱
해드릴게요

관계 때
윤활젤을
사용하면
도움이 돼요

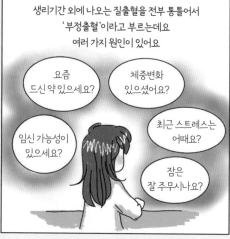

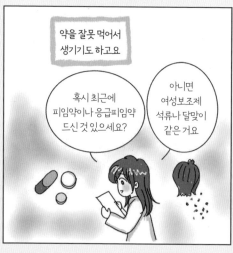

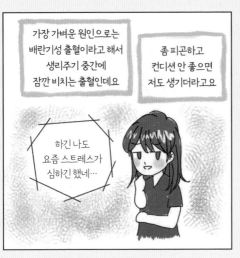

가장 가벼운 원인으로는 배란기성 출혈이라고 해서 생리주기 중간에 잠깐 비치는 출혈인데요

좀 피곤하고 컨디션 안 좋으면 저도 생기더라고요

하긴 나도 요즘 스트레스가 심하긴 했네…

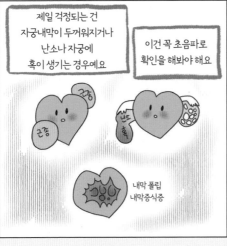

제일 걱정되는 건 자궁내막이 두꺼워지거나 난소나 자궁에 혹이 생기는 경우예요

이건 꼭 초음파로 확인을 해봐야 해요

근종

난소 혹

내막 폴립 내막증식증

생리주기 이하로 14일마다 질출혈이 반복되거나 질출혈이 생리기간을 초과하여 5~7일 이상 지속되면 병원진료를 권유합니다.

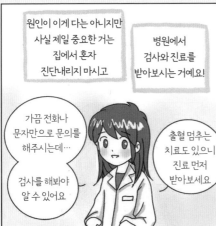

원인이 이게 다는 아니지만 사실 제일 중요한 거는 집에서 혼자 진단내리지 마시고

병원에서 검사와 진료를 받아보시는 거예요!

가끔 전화나 문자만으로 문의를 해주시는데…

검사를 해봐야 알 수 있어요

출혈 멈추는 치료도 있으니 진료 먼저 받아보세요

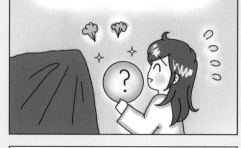

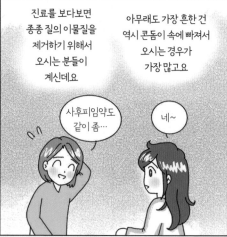

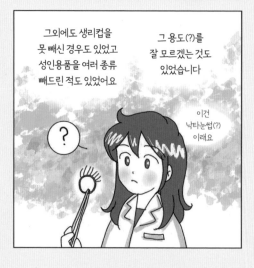

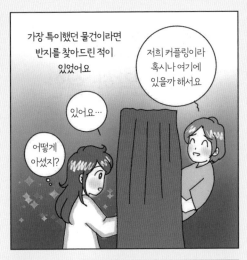

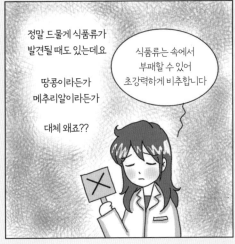

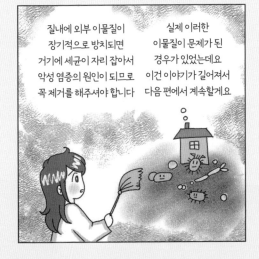

이물질이 질내에 48시간 이상 방치되는 경우 대장균 또는 혐기성 세균이 번식하여 심한 염증이 생길 수 있습니다. 질에 생긴 상처를 통하여 염증이 몸으로 들어가면 골반염 같은 급성 복통이 나타날 수도 있습니다.

질의 이물질로 인해 생긴 심각한 질환

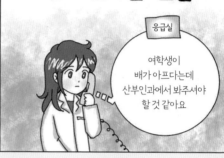

응급실

여학생이 배가 아프다는데 산부인과에서 봐주셔야 할 것 같아요

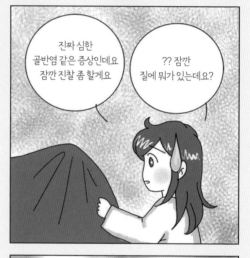

진짜 심한 골반염 같은 증상인데요 잠깐 진찰 좀 할게요

?? 잠깐 질에 뭐가 있는데요?

탐폰의 거치법은 제품마다 조금씩 다르나 대부분은 삽입 이후 어플리케이터를 바로 제거합니다. 그러고 나서 나중에 흡수체를 따로 제거합니다.

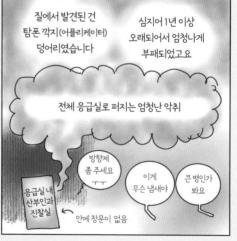

질에서 발견된 건 탐폰 깍지(어플리케이터) 덩어리였습니다

심지어 1년 이상 오래되어서 엄청나게 부패되었고요

전체 응급실로 퍼지는 엄청난 악취

방향제 좀 주세요 ㅜㅜ

이게 무슨 냄새야

큰 병인가 봐요

응급실 내 산부인과 진찰실

← 안에 창문이 없음

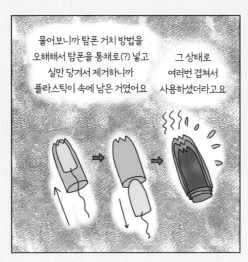

물어보니까 탐폰 거치 방법을
오해해서 탐폰을 통채로(?) 넣고
실만 당겨서 제거하니까
플라스틱이 속에 남은 거였어요

그 상태로
여러번 겹쳐서
사용하셨더라고요

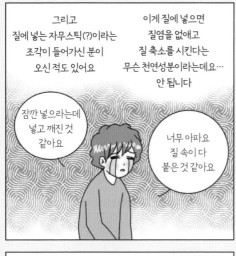

그리고
질에 넣는 자무스틱(?)이라는
조각이 들어가신 분이
오신 적도 있어요

이게 질에 넣으면
질염을 없애고
질 축소를 시킨다는
무슨 천연성분이라는데요…
안 됩니다

잠깐 넣으라는데
넣고 깨진 것
같아요

너무 아파요
질 속이 다
붙은 것 같아요

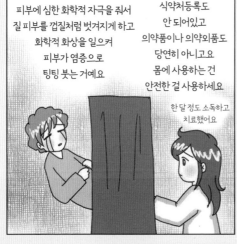

피부에 심한 화학적 자극을 줘서
질 피부를 껍질처럼 벗겨지게 하고
화학적 화상을 일으켜
피부가 염증으로
팅팅 붓는 거예요

식약처등록도
안 되어있고
의약품이나 의약외품도
당연히 아니고요
몸에 사용하는 건
안전한 걸 사용하세요

한 달 정도 소독하고
치료했어요

141

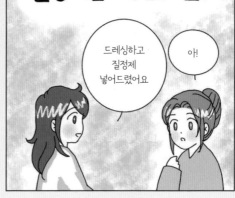

질정제는 왜 쓰나요?

드레싱하고
질정제
넣어드렸어요

아!

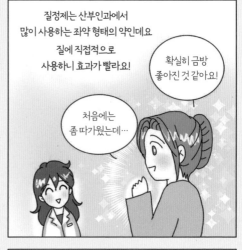

질정제는 산부인과에서
많이 사용하는 좌약 형태의 약인데요
질에 직접적으로
사용하니 효과가 빨라요!

확실히 금방
좋아진 것 같아요!

처음에는
좀 따가웠는데…

비급여로 살 수 있는 질정
제는 성분이 제한적이고
비용이 만원대로 매우 비
싸지만 처방을 받으면 개
당 몇 백원으로 매우 저렴
합니다.

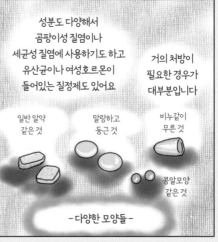

성분도 다양해서
곰팡이성 질염이나
세균성 질염에 사용하기도 하고
유산균이나 여성호르몬이
들어있는 질정제도 있어요

거의 처방이
필요한 경우가
대부분입니다

일반 알약
같은 것

말랑하고
둥근 것

비누같이
무른 것

콩알모양
같은 것

- 다양한 모양들 -

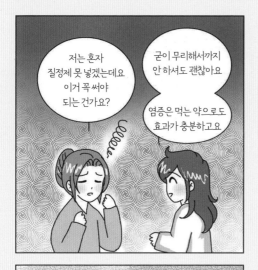

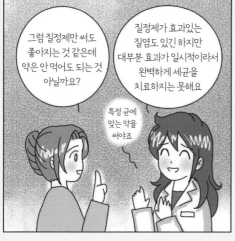

질정제는 효과가 좋고 빨라 자주 처방해주시는 산부인과 선생님도 계시지만 실제 혼자서 질정제를 넣으실 수 있는 분은 절반 정도 수준이라 본인이 원하지 않을 경우 먹는 약으로 대체하기도 합니다.

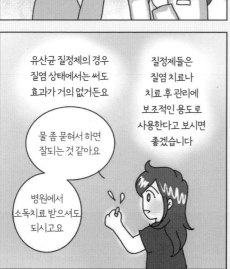

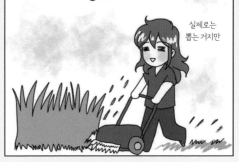

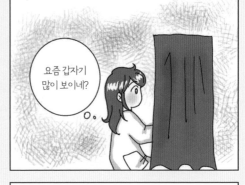

증상이 좋아진 경우도 있지만 오히려 나빠진 경우도 있고 피부염이 생긴 경우도 있어서 좋다 나쁘다 추천드리기 어렵습니다. 일부 여성의원에서는 반영구 레이저 제모 시술을 해드리고 있습니다.

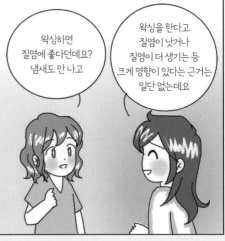

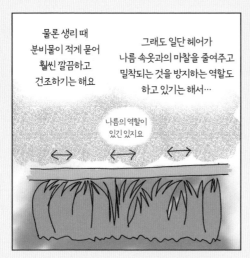

물론 생리 때
분비물이 적게 묻어
훨씬 깔끔하고
건조하기는 해요

그래도 일단 헤어가
나름 속옷과의 마찰을 줄여주고
밀착되는 것을 방지하는 역할도
하고 있기는 해서…

나름의 역할이
있긴 있지요

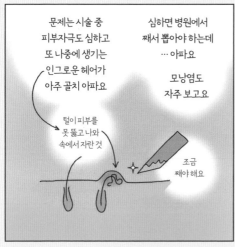

문제는 시술 중
피부자극도 심하고
또 나중에 생기는
인그로운 헤어가
아주 골치 아파요

심하면 병원에서
째서 뽑아야 하는데
… 아파요

모낭염도
자주 보고요

털이 피부를
못 뚫고 나와
속에서 자란 것

조금
째야 해요

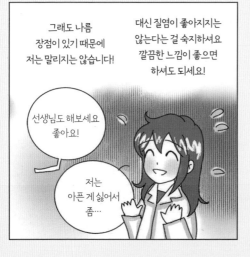

그래도 나름
장점이 있기 때문에
저는 말리지는 않습니다!

대신 질염이 좋아지지는
않는다는 걸 숙지하세요
깔끔한 느낌이 좋으면
하셔도 되세요!

선생님도 해보세요
좋아요!

저는
아픈 게 싫어서
좀…

질축소 수술이 뭔가요?

아무래도 분만을 했더니 예전 같지는 않아서요

전부 그러신 건 절대! 아니지만 30~40대쯤 되어가다보면 아무래도 부부관계 문제를 많이 이야기하세요

아니에요 삶의 질 문제이고 이런 쪽은 산부인과가 전문이니까요…

좀 창피해서요…

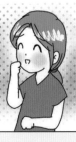

아주 이전부터 이런 부부만족(?) 개선을 위한 여러 가지 방법이 시도되어 왔는데요

수술적인 치료방법과 비수술적인 치료방법으로 나닙니다
(Ex. 레이저, 고주파…)

일명 '이쁜이 수술' 이라고 불리는 질 축소 수술이 있는데요

저도 산부인과 하면서 처음 알게 되었어요

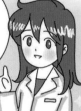

엄밀하게 말하자면 이 수술은 원래는 질-직장 탈출증을 치료하기 위해서 질의 근육을 보강해주는 수술이었는데요

의외로 수술 후 그쪽(?)으로 효과가 좋아서 이쁜이 수술이라는 요상한 이름을 가지게 되었지요

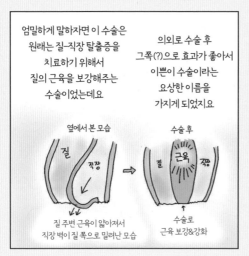

옆에서 본 모습

질
직장

질 주변 근육이 얇아져서 직장 벽이 질 쪽으로 밀려난 모습

수술 후

질 근육 직장

수술로 근육 보강&강화

원래 질은 입구에서 1/3 정도만 수의근육인데요

수술로 질의 윗부분까지 수의근육을 붙여줘서 질 전체적으로 근육이 강화되는 원리입니다

단순히 질 점막을 잘라내어버리는 수술이 아니에요

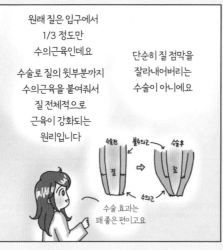

수술전   불수의근   수술후

질   질

수의근

수술 효과는 꽤 좋은 편이고요

147

의지대로 움질일 수 있는 근육을 수의근, 그렇지 못한 근육을 불수의근이라 합니다.

물론 수술 이후 며칠간 많이 아프다는 단점이 있습니다ㅠㅠ

그래서 요즘은 시술적 치료인 질 타이트닝도 많이 하고 계세요 안 아프니까요!

이렇게 아플 줄 몰랐어요

수술이 잘되어서 그래요

시술에 대한 이야기는 다음 편에…

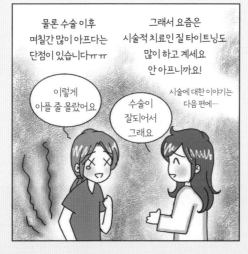

수술시간은 1~2시간 내 외로 오래 걸리지 않으며 따로 입원도 필요하지 않습니다. 수술 후 며칠간은 항문-질 사이에 통증이 있어 가정요양이 필요하나 통증 회복 이후에는 일상생활에 아무런 지장이 없습니다.

148

이런 것도 있다니?
질 타이트닝의 세계

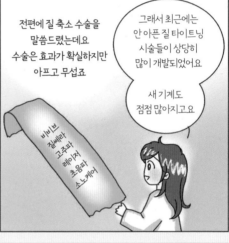

전편에 질 축소 수술을
말씀드렸는데요
수술은 효과가 확실하지만
아프고 무섭죠

그래서 최근에는
안 아픈 질 타이트닝
시술들이 상당히
많이 개발되었어요

새 기계도
점점 많아지고요

비비브
질쎄라
고주파
레이저
초음파
소노케어

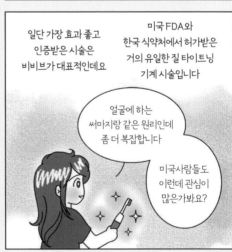

일단 가장 효과 좋고
인증받은 시술은
비비브가 대표적인데요

미국 FDA와
한국 식약처에서 허가받은
거의 유일한 질 타이트닝
기계 시술입니다

얼굴에 하는
써마지랑 같은 원리인데
좀 더 복잡합니다

미국사람들도
이런데 관심이
많은가봐요?

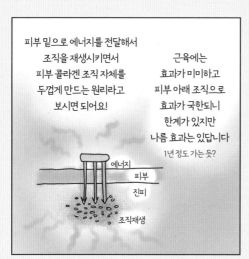

피부 밑으로 에너지를 전달해서 조직을 재생시키면서 피부 콜라겐 조직 자체를 두껍게 만드는 원리라고 보시면 되어요!

근육에는 효과가 미미하고 피부 아래 조직으로 효과가 국한되니 한계가 있지만 나름 효과는 있답니다

1년정도 가는 듯?

에너지
피부
진피
조직재생

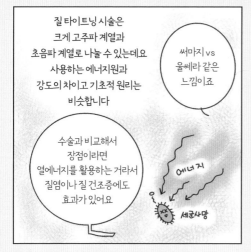

질 타이트닝 시술은 크게 고주파 계열과 초음파 계열로 나눌 수 있는데요 사용하는 에너지원과 강도의 차이고 기초적 원리는 비슷합니다

써마지 vs 울쎄라 같은 느낌이죠

수술과 비교해서 장점이라면 열에너지를 활용하는 거라서 질염이나 질 건조증에도 효과가 있어요

에너지

세균사망

질 레이저 시술의 경우 최근 아픈 시술은 많이 사라지고 있습니다.

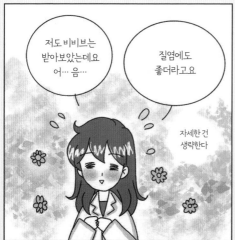

저도 비비브는 받아보았는데요 어… 음…

질염에도 좋더라고요

자세한 건 생략한다

비비브의 경우 고주파 에너지를 주입하고 직후에 바로 쿨링을 돌리는 방식으로 진행되어 통증이나 상처가 최소화된다고 알려져있습니다.

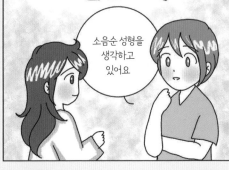

소음순 수술은 국가에서 미용수술로 분류가 되어 있어서 실비가 적용되지 않는 비급여 수술입니다. 수술비용은 병원마다 차이가 있습니다.

사람마다 소음순의 모양이 다 다르기는 하지만 어떤 분들은 소음순 비대증이라고 하는 증상이 있어서 생활할 때 거슬리고 불편한 분들이 계세요

모양은 정말 다양해요

보통 생기는 증상으로는 통풍이 잘 안 되어서 질염도 쉽게 생기고요 쏠려서 붓고 속으로 말려 들어가고…

이런 불편 증상을 개선하기 위해 소음순 축소 성형을 하게 됩니다 소음순 성형도 수술 범위가 구별되어 있는데요

안타깝게도 미용수술로 분류되어서 보험적용은 안 됩니다 질병으로 인한 게 아니라서요

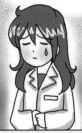

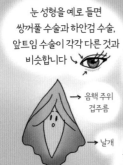
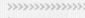

질과 항문 사이 부위를 의학용어로 회음부라고 합니다.

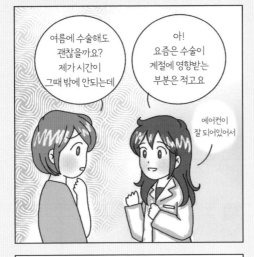
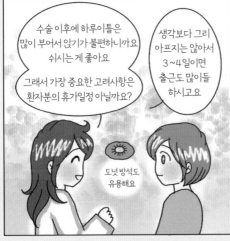

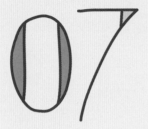

Chapter

07

지켜봐요

자궁건강!

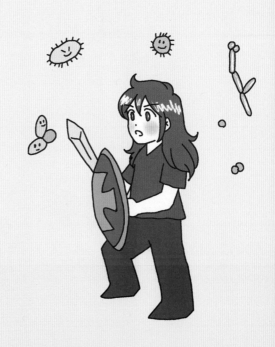

난소의 혹

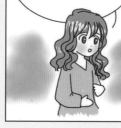

저 똥배가 너무 나왔는데
이게 혹일 수도 있다고 해서요

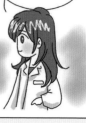

초음파로
확인해볼까요?

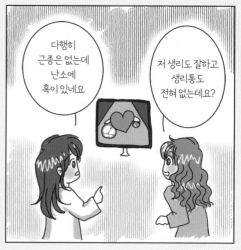

다행히
근종은 없는데
난소에
혹이 있네요

저 생리도 잘하고
생리통도
전혀 없는데요?

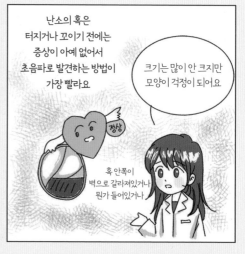

난소의 혹은
터지거나 꼬이기 전에는
증상이 아예 없어서
초음파로 발견하는 방법이
가장 빨라요

크기는 많이 안 크지만
모양이 걱정이 되어요

정상

혹 안쪽이
벽으로 갈라져있거나
뭔가 들어있거나

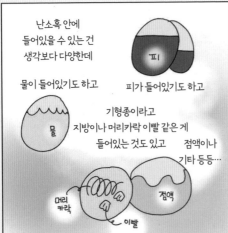

난소혹 안에
들어있을 수 있는 건
생각보다 다양한데

물이 들어있기도 하고

피가 들어있기도 하고

피

물

기형종이라고
지방이나 머리카락 이빨 같은 게
들어있는 것도 있고

점액이나
기타 등등…

머리카락

이빨

점액

기형종 난소혹은 난소에서 수정 없이 발생한 생식세포로 인해 생깁니다. 몸의 외배엽(피부, 머리카락, 치아) 등을 그 자리에서 만들기도 합니다. 악성화가 되는 경우는 드물지만 혹이 꼬이는 난소 염전이 발생하는 경우가 많아 크기가 큰 경우 수술이 필요합니다.

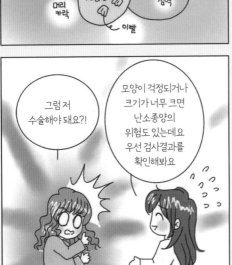

그럼 저
수술해야 돼요?!

모양이 걱정되거나
크기가 너무 크면
난소종양의
위험도 있는데요
우선 검사결과를
확인해봐요

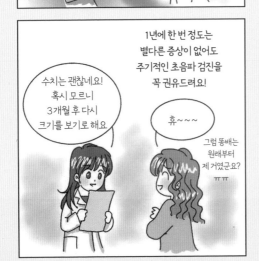

1년에 한 번 정도는
별다른 증상이 없어도
주기적인 초음파 검진을
꼭 권유드려요!

수치는 괜찮네요!
혹시 모르니
3개월 후 다시
크기를 보기로 해요

휴~~~

그럼 똥배는
원래부터
제 거였군요?
ㅠㅠ

국가건강검진에는 초음파 항목이 포함되어 있지 않습니다. 산부인과 초음파는 증상이 있을 때 월1회 보험 적용이 되기에 추천드립니다.

155

의사가 자궁근종 걸린 썰

내가 산부인과 의사면 뭐하나

내 자궁…

점차 심해지는 생리통과 생리과다로
초음파검사를 받아보니
저도 자궁근종에 당첨되었습니다

원래도 여성 30%가 가지고
있는 흔한 질환이긴 하지만…

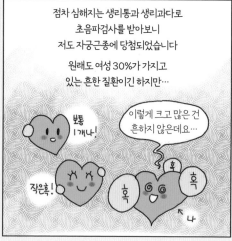

보통 1개나!

이렇게 크고 많은 건
흔하지 않은데요…

작은혹!

혹

혹

나

자궁근종은 암으로 발전하는 건
아니라서 당장은 괜찮지만
생리에 문제가 생기면서
치료하는 경우가 대부분입니다

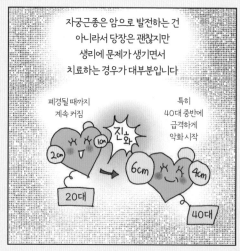

폐경될 때까지
계속 커짐

진화

특히
40대 중반에
급격하게
악화 시작

2cm 1cm

6cm 4cm

20대

40대

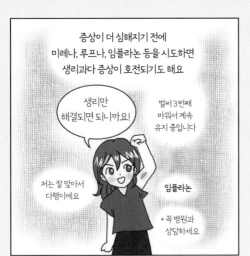

증상이 더 심해지기 전에
미레나, 루프나, 임플라논 등을 시도하면
생리과다 증상이 호전되기도 해요

생리만
해결되면 되니까요!

벌써 3번째
바꿔서 계속
유지 중입니다

저는 잘 맞아서
다행이에요

임플라논

*꼭 병원과
상담하세요

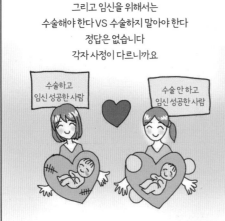

그리고 임신을 위해서는
수술해야 한다 VS 수술하지 말아야 한다
정답은 없습니다
각자 사정이 다르니까요

수술하고
임신 성공한 사람

수술 안 하고
임신 성공한 사람

자궁근종이 있다고 임신
실패와 유산율이 높아지
는 것은 아닙니다만 너무
큰 근종이 있는 경우 통증
과 조산의 가능성이 높아
지는 경향이 있습니다.

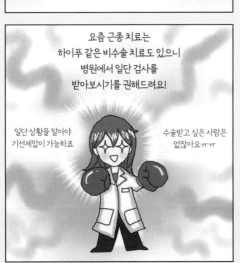

요즘 근종 치료는
하이푸 같은 비수술 치료도 있으니
병원에서 일단 검사를
받아보시기를 권해드려요!

일단 상황을 알아야
기선제압이 가능하죠

수술받고 싶은 사람은
없잖아요ㅠㅠ

하이푸 시술은 배 위에서
초음파로 근종을 괴사시
키는 최신 시술로 일부 병
원에서 시행 중입니다.

157

자궁근종?

자궁선근증?

자궁내막증?

생리량이
너무 많아서 힘들어요

어지러워요…

저는 자궁초음파를 볼 때
소견을 바로바로
설명드리고 있는데요

┌ 자궁근종
├ 자궁선근증
└ 자궁내막증

이 세 가지를 은근 헷갈려하세요

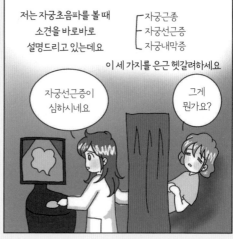

자궁선근증이
심하시네요

그게
뭔가요?

자궁근종은
말 그대로 자궁에
혹이 있는 거니까
알기 쉬운데요

자궁선근증은 혹은 없지만
자궁 근육에 생리혈이 침투되어서
자궁벽 자체가 혹처럼
두꺼워지는 질환이에요

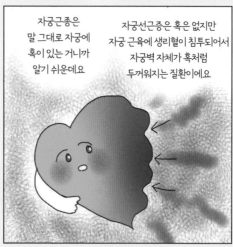

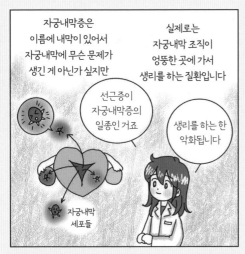

자궁내막증은 이름에 내막이 있어서 자궁내막에 무슨 문제가 생긴 게 아닌가 싶지만

실제로는 자궁내막 조직이 엉뚱한 곳에 가서 생리를 하는 질환입니다

선근증이 자궁내막증의 일종인 거죠

생리를 하는 한 악화됩니다

자궁내막 세포들

자궁내막증의 경우 출혈보다는 심한 생리통이 주 증상이며 역시 치료는 수술적인 방법과 호르몬적인 방법이 있습니다.

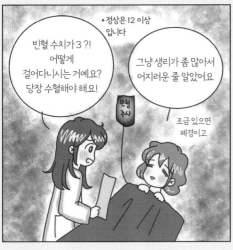

*정상은 12 이상입니다

빈혈 수치가 3 ?! 어떻게 걸어다니시는 거예요? 당장 수혈해야 해요!

그냥 생리가 좀 많아서 어지러운 줄 알았어요

조금 있으면 폐경이고

목숨을 위협할 정도로 생리량이 많은 경우 자궁적출술을 해야 할 수도 있습니다. 그렇게 되기 전에 미레나 또는 임플라논 같은 호르몬 시술을 통해서 생리량을 감소시키는 치료를 해야겠지요.

159

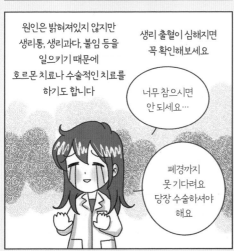

원인은 밝혀져있지 않지만 생리통, 생리과다, 불임 등을 일으키기 때문에 호르몬 치료나 수술적인 치료를 하기도 합니다

생리 출혈이 심해지면 꼭 확인해보세요

너무 참으시면 안 되세요…

폐경까지 못 기다려요 당장 수술하셔야 해요

- 자궁내막에 문제가 생겨요?

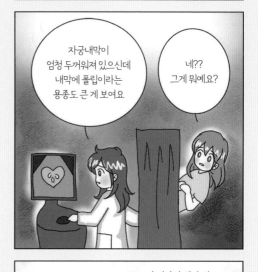

자궁내막의 폴립(용종)은 대장이나 위장관에 생긴 용종과 같이 약 1%의 확률로 악성으로 진행될 가능성이 있습니다. 따라서 폴립 발견 시 제거하는 것이 원칙입니다.

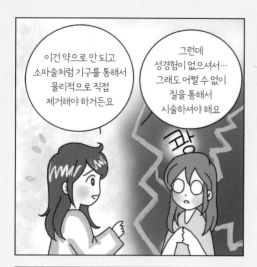

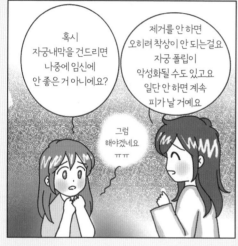

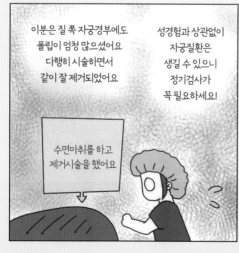

162

극심한 생리통과 자궁내막증

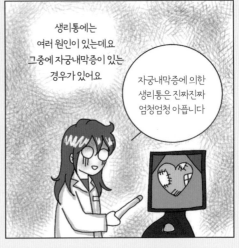

생리통에는 여러 원인이 있는데요 그중에 자궁내막증이 있는 경우가 있어요

자궁내막증에 의한 생리통은 진짜진짜 엄청엄청 아픕니다

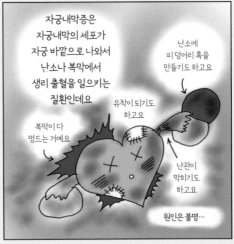

자궁내막증은 자궁내막의 세포가 자궁 바깥으로 나와서 난소나 복막에서 생리 출혈을 일으키는 질환인데요

난소에 피 덩어리 혹을 만들기도 하고요

유착이 되기도 하고요

복막이 다 멍드는 거예요

난관이 막히기도 하고요

원인은 불명…

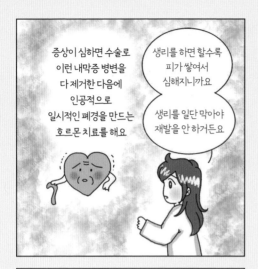

증상이 심하면 수술로 이런 내막증 병변을 다 제거한 다음에 인공적으로 일시적인 폐경을 만드는 호르몬 치료를 해요

생리를 하면 할수록 피가 쌓여서 심해지니까요

생리를 일단 막아야 재발을 안 하거든요

비잔이나 로잔 같은 먹는 호르몬 약물로 치료할 수도 있습니다. 이런 약물은 자궁내막의 증식만 억제하므로 폐경의 걱정 없이 치료하실 수 있습니다. 미레나 또는 임플라논 같은 시술적인 치료도 추천됩니다.

<<<<<<<<<<<<<<<<

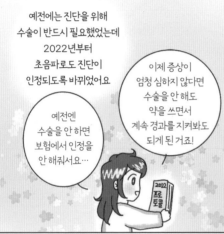

예전에는 진단을 위해 수술이 반드시 필요했었는데 2022년부터 초음파로도 진단이 인정되도록 바뀌었어요

이제 증상이 엄청 심하지 않다면 수술을 안 해도 약을 쓰면서 계속 경과를 지켜봐도 되게 된 거죠!

예전엔 수술을 안 하면 보험에서 인정을 안 해줘서요…

163

초음파로 자궁내막증을 진단하는 방법은 자궁내막종 혹을 관찰하여 판단하는 방법뿐입니다. 이 방법으로는 복막이나 유착까지 확인하기 어렵습니다. 그래서 가장 정확한 진단 방법은 복강경 수술을 통한 조직검사입니다.

<<<<<<<<<<<<<<<<

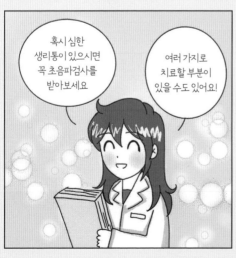

혹시 심한 생리통이 있으시면 꼭 초음파검사를 받아보세요

여러 가지로 치료할 부분이 있을 수도 있어요!

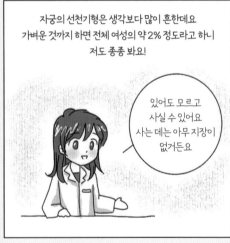

자궁이 갈라져있는 형태에 따라 중복자궁, 쌍각자궁, 중격자궁 등등으로 부르며 완전 이중자궁 중에서는 질까지도 2개인 경우가 있습니다.

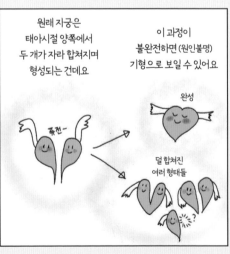

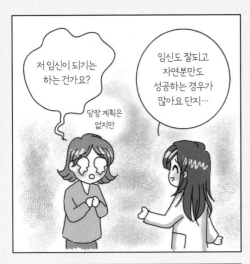

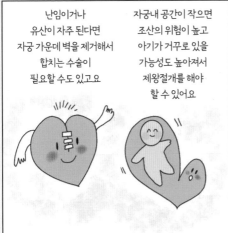

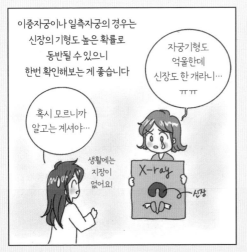

자궁 기형 중 약 19%는
신장 기형을 동반합니다.

자궁적출수술 이야기

자궁을 들어내야 한다고요?

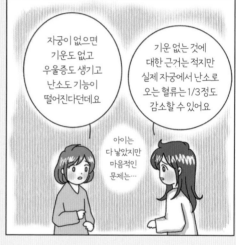

자궁이 없으면 기운도 없고 우울증도 생기고 난소도 기능이 떨어진다던데요

기운 없는 것에 대한 근거는 적지만 실제 자궁에서 난소로 오는 혈류는 1/3정도 감소할 수 있어요

아이는 다 낳았지만 마음적인 문제는…

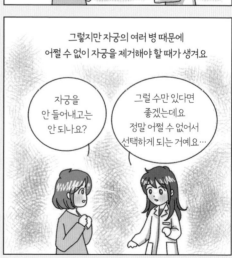

그렇지만 자궁의 여러 병 때문에 어쩔 수 없이 자궁을 제거해야 할 때가 생겨요

자궁을 안 들어내고는 안 되나요?

그럴 수만 있다면 좋겠는데요 정말 어쩔 수 없어서 선택하게 되는 거예요…

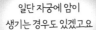
일단 자궁에 암이
생기는 경우도 있겠고요

자궁에 혹이
너무 크고 많으면
혹을 제거한 자리에
자궁내막이 손상되어
과다출혈의 위험이
생겨요

낡은자궁

자궁선근증처럼
따로 분리할 수 없는 병변이
자궁 전체적으로 생기면
어쩔 수 없이 자궁 자체를
제거할 수밖에 없고요

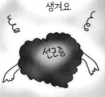
선근증

하지만 자궁적출수술은
자궁으로 들어가는
주요 혈관만 지혈하면 되니
다른 장기 수술보다 출혈도 적고
수술 시간도 적게 걸려요
그러다보니 건강 전반에
영향을 미칠 확률도 작고요

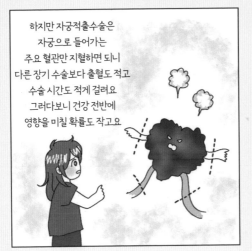

자궁적출수술은 보통 3~
5일정도 입원이 필요하
며 컨디션 회복기간은 수
술 방법에 따라 4주에서
2달까지로 권장합니다.

수술방법은
개복, 복강경, 로봇 등이 있어요

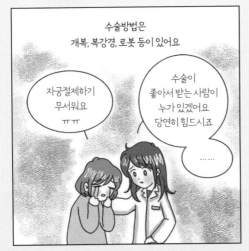

자궁절제하기
무서워요
ㅠㅠ

수술이
좋아서 받는 사람이
누가 있겠어요
당연히 힘드시죠
……

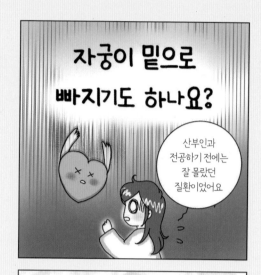

자궁이 밑으로
빠지기도 하나요?

산부인과
전공하기 전에는
잘 몰랐던
질환이었어요

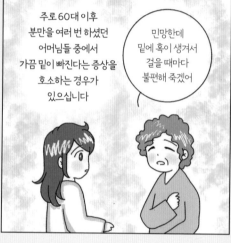

주로 60대 이후
분만을 여러 번 하셨던
어머님들 중에서
가끔 밑이 빠진다는 증상을
호소하는 경우가
있으십니다

민망한데
밑에 혹이 생겨서
걸을 때마다
불편해 죽겠어

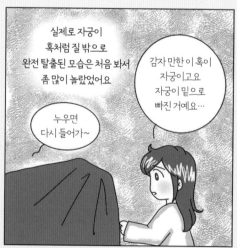

실제로 자궁이
혹처럼 질 밖으로
완전 탈출된 모습은 처음 봐서
좀 많이 놀랐었어요

감자 만한 이 혹이
자궁이고요
자궁이 밑으로
빠진 거예요…

누우면
다시 들어가~

여러 번의 분만 이후
자궁을 잡아주는
인대가 늘어나면서
발생된다고
여겨지고 있으며

쪼그려 앉거나
중력에 의해서
악화되는 것으로
보입니다

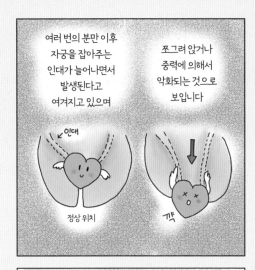

←인대

정상 위치

깩

>>>>>>>>>>>>>>

증상은 자궁이 빠지는 정
도에 따라서 1~3단계로
나뉩니다. 1~2단계의 경
우에는 간단한 수술로 골
반근육을 지지할 수 있지
만 3단계의 경우 완전 자
궁탈출로 보아 자궁적출
등의 수술이 필요합니다.

<<<<<<<<<<<<<<

골반근육이 약해지면서
방광이나 직장도
약해진 질벽으로
밀려나오는
방광류나 직장류가
같이 생기기도 해요

보통은 수술적으로
치료를 합니다

인대는 운동으로
강화가 안 되니까요
연세도 있으시고…

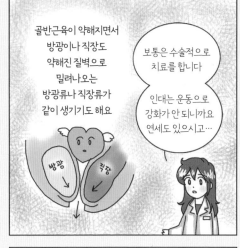

방광

직장

169

초기단계에서는
방광과 직장 쪽
질벽 근육을 보강하는
수술을 하면 자궁을
들어내지 않기도 하고요

이미 많이 내려온
자궁은 위에 고정해놔도
도로 빠져버리기
쉽기 때문에
제거를 하는 편이에요
ㅠㅠ

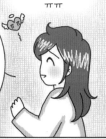

이게 어려운
수술은 아닌데…
연세가 많으시면
좀 힘들어
하실 수 있어요

>>>>>>>>>>>>>>

페서리라고 하는 실리콘
링을 질에 삽입해서 지지
시키는 방식도 있으나 염
증이나 관리의 어려움으
로 최근에는 거의 시행하
지 않는 치료방법입니다.

<<<<<<<<<<<<<<

● 성경험이 없어도 자궁경부암에 걸리나요?

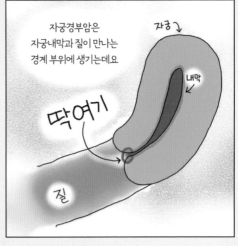

검사를 할 때 질 손상이 생길 수 있어 당사자의 동의하에 검사를 진행하는 것이 원칙입니다. 질 손상으로 인해 법적공방이 벌어지는 경우도 있어 검사 자체를 부담스러워하는 병원도 많습니다.

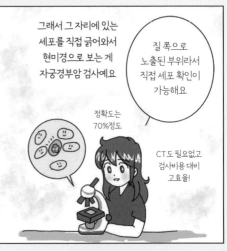

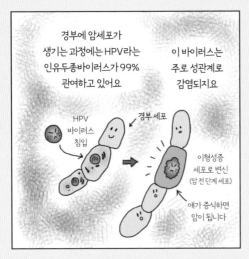

경부에 암세포가
생기는 과정에는 HPV라는
인유두종바이러스가 99%
관여하고 있어요

이 바이러스는
주로 성관계로
감염되지요

HPV
바이러스
침입

경부 세포

이형성증
세포로 변신
(암 전단계 세포)

얘가 증식하면
암이 됩니다

경부암의 99%는 HPV
바이러스에 의해 발생합
니다. 다만 성관계가 없어
도 감염될 수 있고 HPV
감염이 원인이 아닌 경부
암이 발생할 확률도 있습
니다.

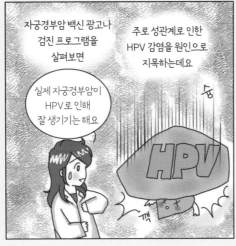

자궁경부암 백신 광고나
검진 프로그램을
살펴보면

주로 성관계로 인한
HPV 감염을 원인으로
지목하는데요

실제 자궁경부암이
HPV로 인해
잘 생기기는 해요

HPV

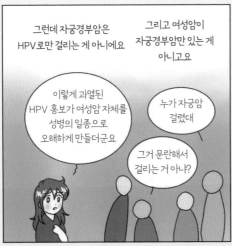

그런데 자궁경부암은
HPV로만 걸리는 게 아니에요

그리고 여성암이
자궁경부암만 있는 게
아니고요

이렇게 과열된
HPV 홍보가 여성암 자체를
성병의 일종으로
오해하게 만들더군요

누가 자궁암
걸렸대

그거 문란해서
걸리는 거 아냐?

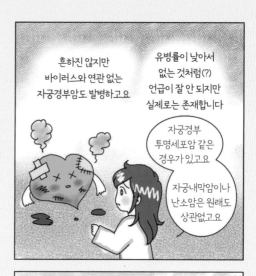

흔하진 않지만 바이러스와 연관 없는 자궁경부암도 발병하고요

유병률이 낮아서 없는 것처럼(?) 언급이 잘 안 되지만 실제로는 존재합니다

자궁경부 투명세포암 같은 경우가 있고요

자궁내막암이나 난소암은 원래도 상관없고요

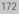

HPV바이러스가 감염되어 실제 자궁경부암으로 악화되기까지는 몇 년 정도의 시간이 걸리므로 그 전에 발견하면 간단하게 치료가 됩니다. 검진에서 바이러스가 양성이라고 떠도 너무 큰 걱정은 하지 않으셔도 됩니다.

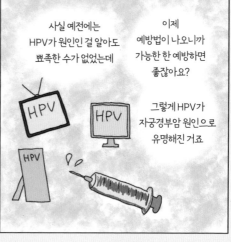

사실 예전에는 HPV가 원인인 걸 알아도 뾰족한 수가 없었는데

이제 예방법이 나오니까 가능한 한 예방하면 좋잖아요?

그렇게 HPV가 자궁경부암 원인으로 유명해진 거죠

HPV

HPV

HPV

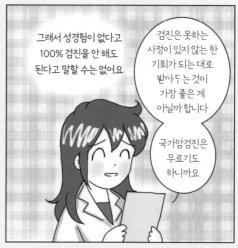

그래서 성경험이 없다고 100% 검진을 안 해도 된다고 말할 수는 없어요

검진은 못하는 사정이 있지 않는 한 기회가 되는 대로 받아두는 것이 가장 좋은 게 아닐까 합니다

국가암검진은 무료기도 하니까요

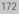

172

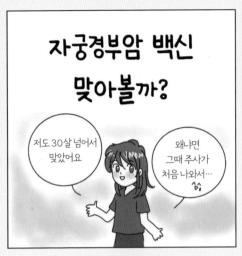

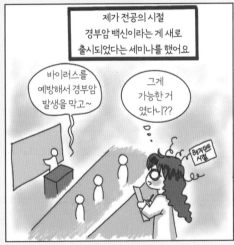

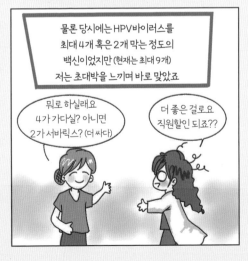

이미 감염된 HPV바이러스에는 예방효과가 없지만 HPV바이러스의 종류는 수십 개 이상이라 다른 종류의 바이러스 예방을 위해 맞는 것이 좋습니다.

최근에는 가다실 9가라고 바이러스가 9개까지 예방되는 게 나왔어요 더 비싸긴 하지만 더 좋습니다

예전에 맞았는데 또 맞아야 할까요?

맞으면야 당연히 더 좋죠! 그렇지만 가성비가 떨어져서 그렇죠… 3번 다 맞아야 하고

가족력이나 위험인자가 있다면 꼭 맞으세요

그러나 경부암 백신을 맞는다고 암이 100% 예방되는 건 아니긴 해요…

HPV바이러스는 수십 종은 되는데 2~9종만 예방 가능하니…

딱 이것들만 예방 가능해요

고위험균	저위험균
16 18 31	6 11 32
33 45 52	34 40 43
58 26 30	44 54 61
35 39 51	62 81 83
53 56 59	90
66 69 68	
69 70 73	

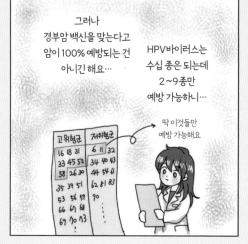

그렇지만 걸렸을 때 위험한 순서대로 예방해주기 때문에 암의 70~90%를 막을 수 있어요

저 백신 맞았는데 암검사 꼭 해야 되나요?

그래도 검진은 계속하시긴 해야 해요

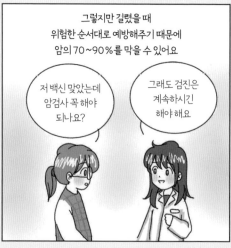

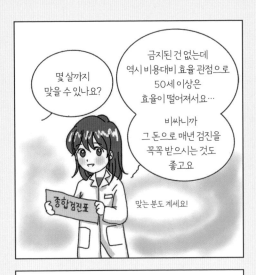

몇 살까지
맞을 수 있나요?

금지된 건 없는데
역시 비용대비 효율 관점으로
50세 이상은
효율이 떨어져서요…

비싸니까
그 돈으로 매년 검진을
꼭꼭 받으시는 것도
좋고요

종합검진표

맞는 분도 계세요!

어릴 때 맞을수록 효율적인 건 사실이에요
그래서 저연령층은 나라에서 공짜로 접종해줍니다

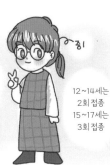

만12~17세
'대상자'라면요!
(저소득층은 26세까지)

12~14세는
2회 접종
15~17세는
3회 접종

가다실 9가는 접종지원
대상이 아니므로 본인이
부담하여 접종하실 수 있
고 이 경우도 만12~14세
의 경우 접종횟수는 동일
하게 2회로 종료됩니다.

어릴 때 맞아야 한다고 홍보가 되었는데
20세 이후에 맞아도 면역은 똑같이 생겨요
다만 바이러스 감염 전에 맞으면 좋다~
하는 타이밍의 문제겠지요!

비싸긴 하지만
평생 가는 보험으로
생각하면 좋겠어요

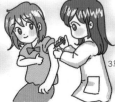

평생 3회면
끝!

저희 병원은
3회 패키지 할인이벤트
하고 있어요

백신의 부작용은 일반B형
간염 백신들과 비슷한 정
도 수준으로 특별하게 더
위험하거나 심각하지 않
습니다.

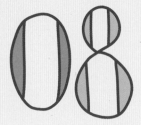

피임에

100%는 없습니다

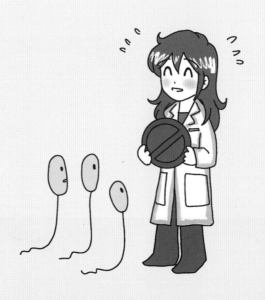

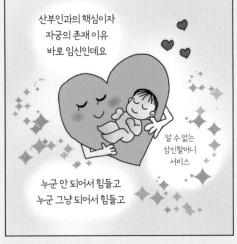

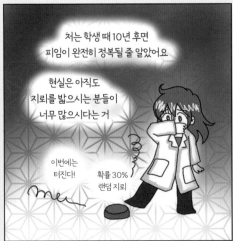

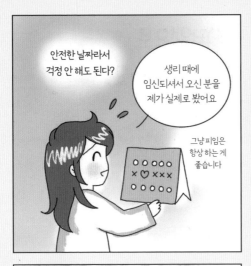

안전한 날짜라서
걱정 안 해도 된다?

생리 때에
임신되셔서 오신 분을
제가 실제로 봤어요

그냥 피임은
항상 하는 게
좋습니다

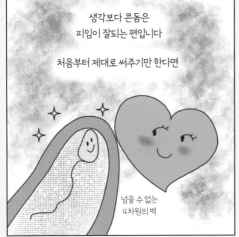

생각보다 콘돔은
피임이 잘되는 편입니다

처음부터 제대로 써주기만 한다면

넘을 수 없는
4차원의 벽

의학적으로는 이중 피임
을 권장합니다 (Ex, 주기법
+콘돔, 피임약+콘돔).

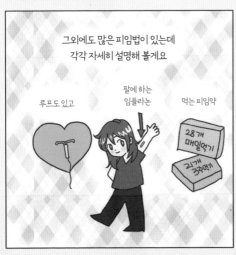

그외에도 많은 피임법이 있는데
각각 자세히 설명해 볼게요

루프도 있고

팔에 하는
임플라논

먹는 피임약

28개
매일먹기
길게 33알개

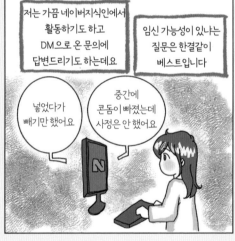

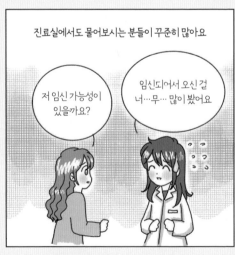

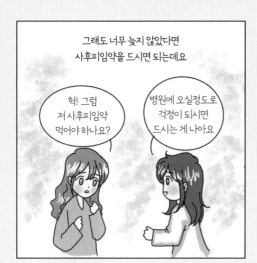

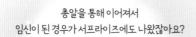

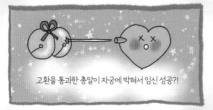

>>>>>>>>>>>>>

181

서로 부적절한 관계였던 커플이 임신의 핑계를 만들기 위해 꾸며낸 이야기라는 주장도 있어 확실한 건 아닙니다.

<<<<<<<<<<<<<

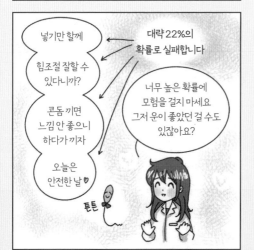

>>>>>>>>>>>>>

위의 방법으로 피임을 지속하는 경우 1년 이내 임신율은 4~22% 정도로 보고됩니다.

<<<<<<<<<<<<<

패자부활전(?) 사후피임약

콘돔이
빠졌어요…

처음 나올 땐
엄청 센세이셔널하게 느꼈는데
지금은 꽤 일반화되었어요

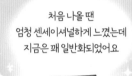

처음 나왔을 땐
2번 먹는 거였는데

지금은 거의 모든 약이
한 번만 먹습니다

약 종류에 따라 72~106시간 이내에
복용을 권유하지만
일단 무조건 빨리 드셔야
성공률이 높아져요

그렇다고 새벽 5시에
받으러 오시다니…
부지런하셔라

인턴시절

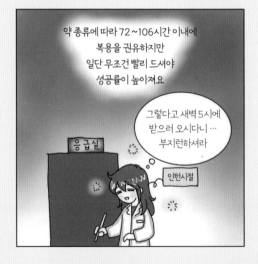

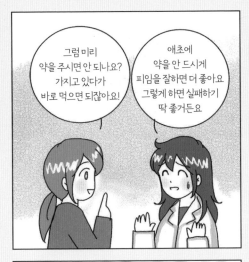

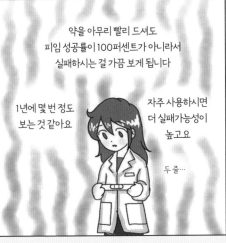

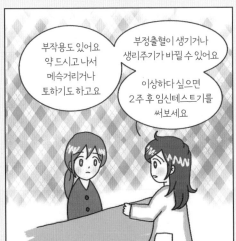

사후피임약은 보통 생리 1주기당 1회 정도만 효과가 있는 것으로 알려져있습니다. 또 호르몬 쇼크 요법이기 때문에 가능한 덜 사용하는 것이 효과가 보장됩니다.

사후피임약의 경우 장기적인 부작용은 적은 편으로 특히 불임이나 임신 관련 부작용은 없는 편입니다.

사후피임약
먹기 애매할 때

이럴 때는
먹어야 해요?

비대면 진료 때에
더 많이 처방되었던 것이
사후피임약인데요

처방하다보면
애매한 경우의
문의를 받기도 해요

콘돔에
바늘구멍이
있었던 것 같아요

드셔야
겠네요…

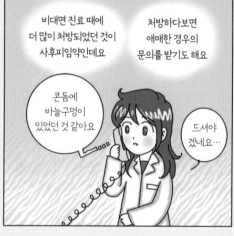

생리 끝나가는 중인데
사후피임약을
먹어야 할까요?

생리주기가 짧거나
배란이 빠르면
생리 중에도 임신 가능성이
있으시기든요

약4%정도라고
합니다

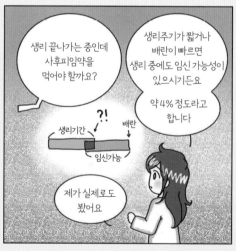

?!

생리기간

배란

임신가능

제가 실제로도
봤어요

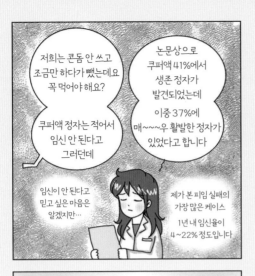

사후피임약의 부작용은 부정출혈이 30% 정도로 매우 흔하며 구토, 복통, 두통 등의 부작용도 흔합니다. 장기적으로는 생리 불순을 일으킬 가능성도 있으나 1~2번 사용으로 걱정할 정도는 아닙니다.

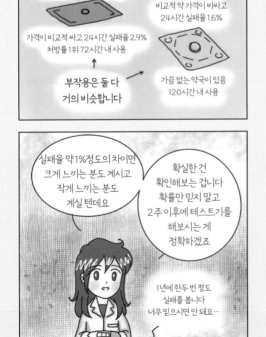

가장 큰 문제는 반복 사용 시 피임 확률이 떨어지게 되는 현상입니다. 응급상황에만 사용하는 것이 필요합니다.

가격은 미레나, 카일리나,
임플라논 모두 30만원
후반대입니다.

자궁내 루프 시술

자궁 속에 넣는
피임기구예요

루프는 크게 호르몬루프 / 구리루프로
나눌 수 있는데

호르몬루프는
생리량도 적어지고
30% 정도는 아예
생리도 안 해서
매우 편하고 좋지만

가끔 호르몬 자체가
체질에 안 맞는
사람이 있어요
20명에 한두 명 정도?

Ex)
미레나,
카일리나

미레나는
생리통,
생리과다 치료에
보험적용도
되고요

구리루프는 저렴하고
호르몬적 부작용이 없지만
자궁에 염증을 일으켜
피임을 시키는 원리라

염증이
더 쉽게 생기고
가끔 피임 실패가
되는 경우가 있어요

요즘엔 잘 안 쓰는데
중국분들이
해오신 걸
종종 봅니다

중국 특유 형태
빼기 힘듦
↓

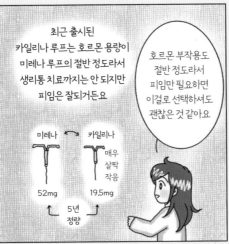

최근 출시된
카일리나 루프는 호르몬 용량이
미레나 루프의 절반 정도라서
생리통 치료까지는 안 되지만
피임은 잘되거든요

호르몬 부작용도
절반 정도라서
피임만 필요하면
이걸로 선택하셔도
괜찮은 것 같아요

미레나 ← 카일리나

매우
살짝
작음

52mg 19.5mg

5년
정량

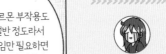

3년마다 교체해야 하는
제이디스라는 루프도 있
으나 루프를 넣고 빼는
시술의 통증 때문에 점차
시술의 주기가 긴 카일리
나쪽으로 옮겨가는 추세
입니다.

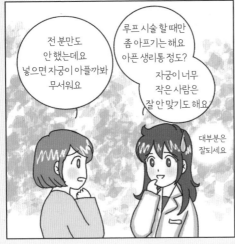

전 분만도
안 했는데요
넣으면 자궁이 아플까봐
무서워요

루프 시술 할 때만
좀 아프기는 해요
아픈 생리통 정도?

자궁이 너무
작은 사람은
잘 안 맞기도 해요

대부분은
잘되세요

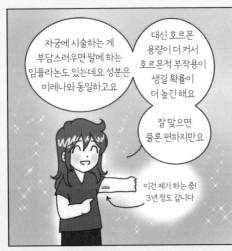

자궁에 시술하는 게
부담스러우면 팔에 하는
임플라논도 있는데요 성분은
미레나와 동일하고요

대신 호르몬
용량이 더 커서
호르몬적 부작용이
생길 확률이
더 높긴 해요

잘 맞으면
물론 편하지만요

이건 제가 하는 중!
3년 정도 갑니다

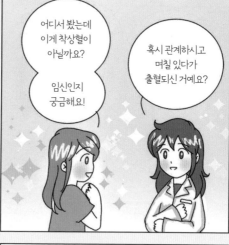

예민한 분의 경우 10일 정도부터 미세한 출혈이 시작되기도 합니다. 착상혈의 출혈 양은 생리로 착각될 만큼 많기도 합니다.

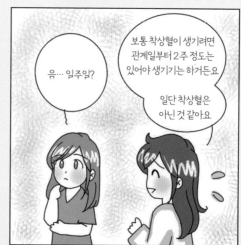

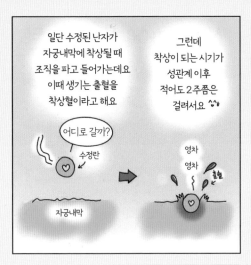

일단 수정된 난자가
자궁내막에 착상될 때
조직을 파고 들어가는데요
이때 생기는 출혈을
착상혈이라고 해요

그런데
착상이 되는 시기가
성관계 이후
적어도 2주쯤은
걸려서요 ↷↶

어디로 갈까?

수정란

영차
영차

출혈

자궁내막

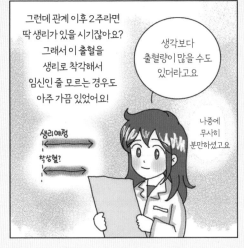

그런데 관계 이후 2주라면
딱 생리가 있을 시기잖아요?
그래서 이 출혈을
생리로 착각해서
임신인 줄 모르는 경우도
아주 가끔 있었어요!

생각보다
출혈량이 많을 수도
있더라고요

나중에
무사히
분만하셨고요

생리예정

착상혈?

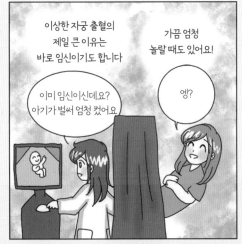

이상한 자궁 출혈의
제일 큰 이유는
바로 임신이기도 합니다

가끔 엄청
놀랄 때도 있어요!

이미 임신이신데요?
아기가 벌써 엄청 컸어요

엥?

임신초기의 출혈은 가끔
유산의 전조증상이 되기
도 해서 출혈이 점점 심해
진다면 바로 초음파검사
를 해볼 필요가 있습니다.

양수가 터지면 그 순간부터 질에서 태반으로 인한 감염이 시작됩니다. 양수가 터진 이후 24시간 안에 분만이 이루어지는 것이 좋습니다. 항생제를 사용하면서 지켜보아도 시간을 더 길게 끌기는 조심스럽습니다.

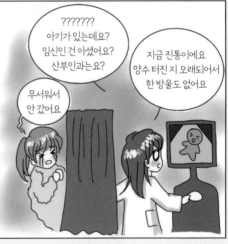

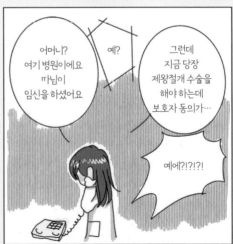

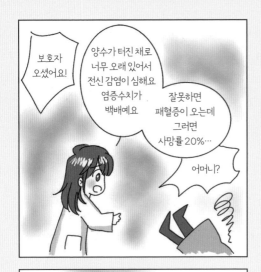

보호자 오셨어요!

양수가 터진 채로 너무 오래 있어서 전신 감염이 심해요 염증수치가 백배예요

잘못하면 패혈증이 오는데 그러면 사망률 20%…

어머니!?

패혈증은 전신의 혈액에 염증이 돌아다니는 상태로 온몸에서 염증 반응이 폭발적으로 일어나고 있다고 보면 됩니다. 항생제 같은 약을 써도 염증으로 인한 조직손상이 남습니다. 심한 경우 사망률이 20%에 달하기도 합니다.

191

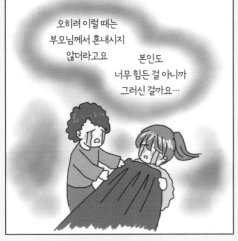

오히려 이럴 때는 부모님께서 혼내시지 않더라고요

본인도 너무 힘든 걸 아니까 그러신 걸까요…

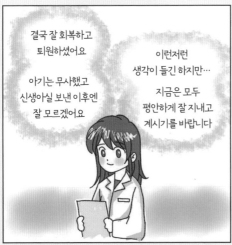

결국 잘 회복하고 퇴원하셨어요

아기는 무사했고 신생아실 보낸 이후엔 잘 모르겠어요

이런저런 생각이 들긴 하지만…

지금은 모두 평안하게 잘 지내고 계시기를 바랍니다

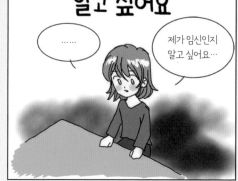

제가 임신인지
알고 싶어요

······

제가 임신인지
알고 싶어요···

초음파검사에서 아기집이 보이는 시기는 임신 5주 이후로 성관계로부터 약 3주 정도 지났을 때부터 확인이 가능합니다. 소변검사는 성관계로부터 2주 정도면 확인이 가능해서 더 빠르게 확인이 됩니다.

임신 확인용 소변검사는
성관계 2주 후부터
가능한데요

혈액검사로는 더 이르게
확인 가능해요

저희 병원에는
혈액검사가 15분이면
확인되는 기계도 있고요

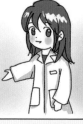

응급 혈액 검사 기계

더 빠른 판별 방법은 성관계로부터 10일정도 이후 얼리 임신테스트기나 혈액 임신검사를 하는 방법이 있습니다.

음··· 이 정도 수치면
초음파로 보이겠네요

초음파
확인하실게요

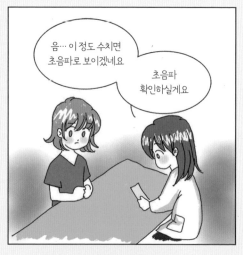

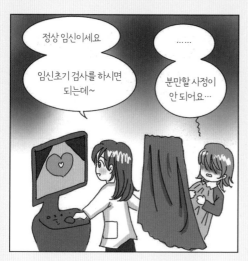

정상 임신이세요

......

임신초기 검사를 하시면
되는데~

분만할 사정이
안 되어요…

임신 주수는 전 세계적으로 통일된 기준을 사용하고 있고 이전 생리 시작일부터 시작하여 주수를 계산하도록 되어있습니다. 실제 생리가 늦어지면서 임신을 확인하게 되므로 보통 임신을 일찍 인지하게 되는 시기는 임신 4~6주 사이입니다.

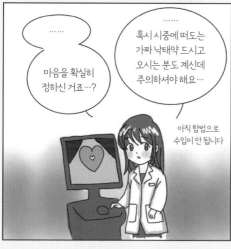

......

마음을 확실히
정하신 거죠…?

......

혹시 시중에 떠도는
가짜 낙태약 드시고
오시는 분도 계신데
주의하셔야 해요…

아직 합법으로
수입이 안 됩니다

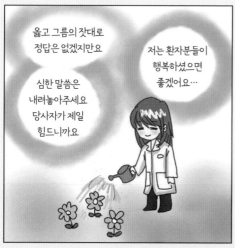

옳고 그름의 잣대로
정답은 없겠지만요

저는 환자분들이
행복하셨으면
좋겠어요…

심한 말씀은
내려놓아주세요
당사자가 제일
힘드니까요

임신중절 처벌법에 대한 헌법재판소의 위헌 결정이 나왔지만 몇 년째 그에 대한 입법조치는 미뤄지고 있습니다. 그래서 아직 임신중절을 합법이라고 말하기가 애매한 상황입니다(2023년 현재).

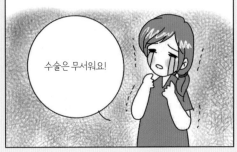

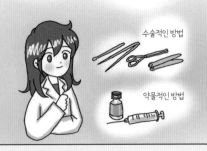

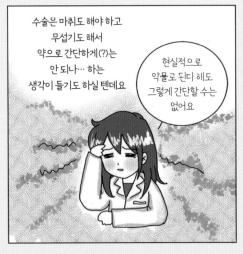

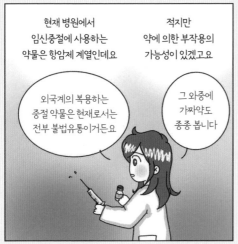

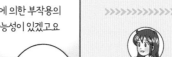

미프진 같은 임신중절을 목적으로 한 약물은 현재 국내에 수입되지 않고 있습니다. 사후피임약은 수정 자체를 막는 약이라 낙태약의 범위에 들어가지 않습니다.

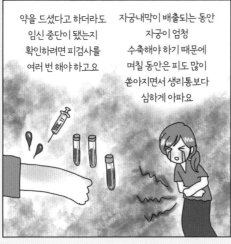

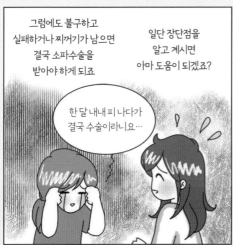

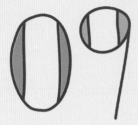

Chapter

09

현장고발
의사 24시

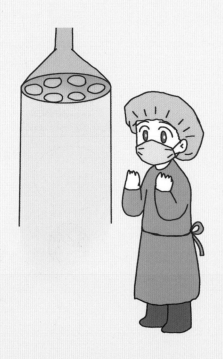

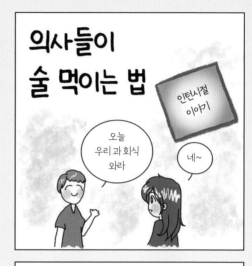

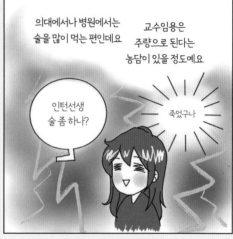

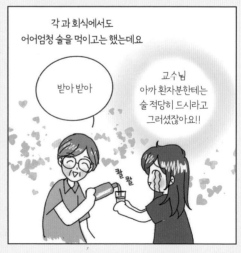

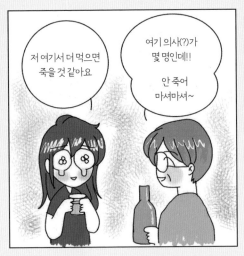

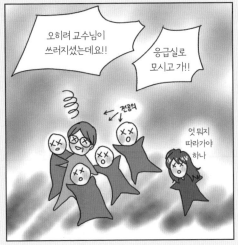

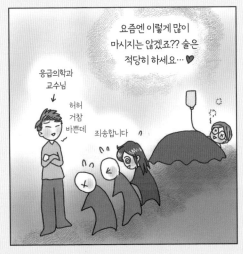

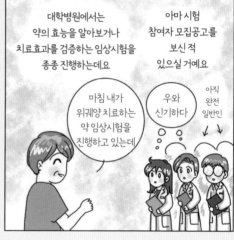

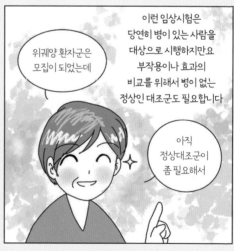

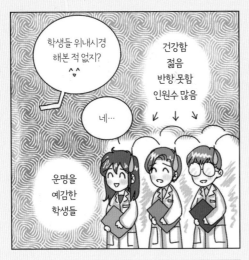

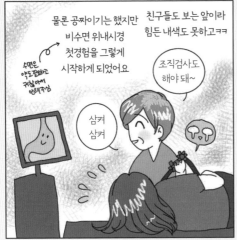

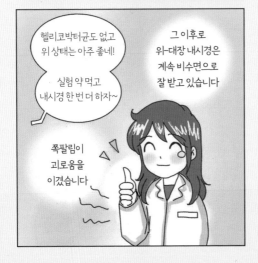

의료기관의 학생 또는 직원은 임상연구가 강제로 진행될 수 있는 취약 대상이기에 요즘은 이들을 대상으로 한 임상연구가 윤리위반 항목에 해당됩니다. 그림 내용은 아주 옛날 일이었음을 참고해 주세요.

항공사마다 프로토콜이
다르나 기내에서 환자가
발생하면 일단 호흡과 맥
박을 점검하고 그 후 지상
의 의료진과 통화로 연결
하는 게 제일 첫 스텝이라
고 합니다. 의료적인 처치
가 필요하다고 판단되면
그때 의료인 호출을 하게
됩니다.

응급상황에서 담당이 아
닌 의료인이 참여했다가
사망사고가 나면 형사재
판에 걸릴 수 있습니다. 재
판결과는 대부분 정상참
작이지만 재판에 출석하
고 조사를 받으러 다녀야
하는 문제점이 있습니다.

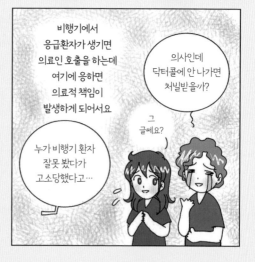

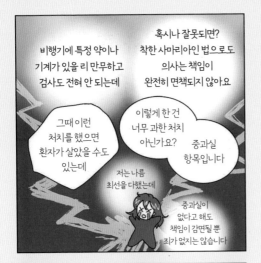

비행기에 특정 약이나 기계가 있을 리 만무하고 검사도 전혀 안 되는데

혹시나 잘못되면? 착한 사마리아인 법으로도 의사는 책임이 완전히 면책되지 않아요

그때 이런 처치를 했으면 환자가 살았을 수도 있는데

이렇게 한 건 너무 과한 처치 아닌가요? 중과실 항목입니다

저는 나름 최선을 다했는데

중과실이 없다고 해도 책임이 감면될 뿐 죄가 없지는 않습니다

실제로 중과실 발생 시 배상으로 이어지는 경우도 있습니다.

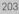

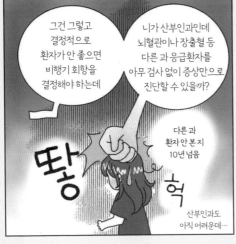

그건 그렇고 결정적으로 환자가 안 좋으면 비행기 회항을 결정해야 하는데

니가 산부인과인데 뇌혈관이나 장출혈 등 다른 과 응급환자를 아무 검사 없이 증상만으로 진단할 수 있을까?

다른 과 환자 안 본 지 10년 넘음

땅

헉

산부인과도 아직 어려운데…

203

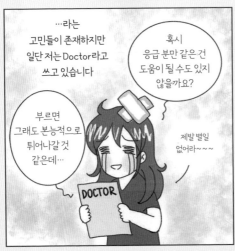

…라는 고민들이 존재하지만 일단 저는 Doctor라고 쓰고 있습니다

혹시 응급 분만 같은 건 도움이 될 수도 있지 않을까요?

부르면 그래도 본능적으로 튀어나갈 것 같은데…

제발 별일 없어라~~

DOCTOR

봄은 의사 학회의 시즌

의사는
의무적으로 학회를
다녀야 하는데요

산부인과 춘계 학회

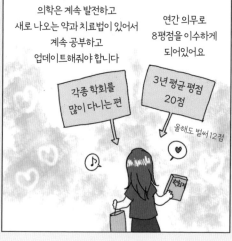

의학은 계속 발전하고
새로 나오는 약과 치료법이 있어서
계속 공부하고
업데이트해줘야 합니다

연간 의무로
8평점을 이수하게
되어있어요

각종 학회를
많이 다니는 편

3년평균 평점
20점

올해도 벌써 12점

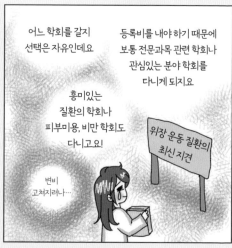

어느 학회를 갈지
선택은 자유인데요

등록비를 내야 하기 때문에
보통 전문과목 관련 학회나
관심있는 분야 학회를
다니게 되지요

흥미있는
질환의 학회나
피부미용, 비만 학회도
다니고요!

위장 운동 질환의
최신 지견

변비
고쳐지려나…

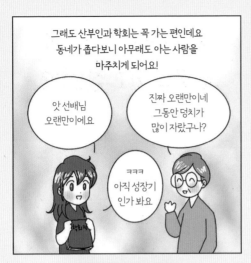

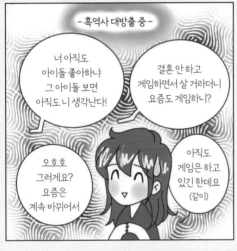

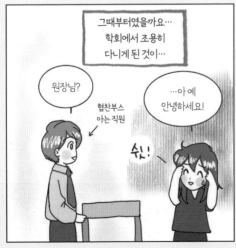

수술하다가 중간에 화장실 가고 싶으면?

오늘 간이식 수술 있어요!

헉 8시간짜리…

3번방 오픈하트…

9번방 라디칼… (암수술)

큰 수술 중에 이식수술이나 암수술 같이 오랜 시간이 걸리는 수술이 있는데요 길게는 12시간 이상도 걸리고요

그럼 그동안 수술하는 사람들은 밥도 못 먹는지 화장실은 어떻게 할지 궁금하신 적 있으신가요?

저

보통 엄청 오래 걸리는 수술에서는 교대하면서 손을 바꿔서 수술을 계속하기도 하고요

당직 레지던트 불러주세요 김쌤은 퇴근하고

스크럽 간호사 손 바꾸겠습니다

교대병

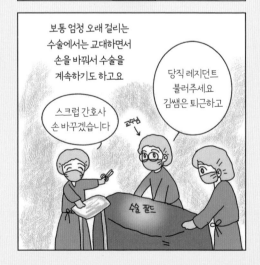

수술 필드

수술을 집도하시는
교수님이 수술을 계속하시는
상황이면 수술 중에 잠시 덮고
밥을 먹으러 가기도 합니다

이때는 이미 4시간 이상
수술을 하던 중인
경우가 많죠ㅜㅜ
(마취과 선생님은 계십니다)

15분간
덮겠습니다

멸균포

이런 경우 10~15분 내외로
밥과 화장실을
싹다 해결해야 하기 때문에
정말 밥을 마시듯 먹도록
훈련이 됩니다ㅋㅋ

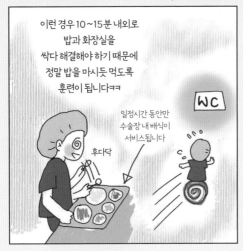

일정시간 동안만
수술장 내 배식이
서비스됩니다

WC

후다닥

엥? 수술 중간에
환자를 떠나다니?!
하실 수 있겠지만
정말 긴 수술엔 어쩔 수 없으니까요

교수님도
화장실은
가셔야죠…

다시 수술
시작하겠습니다~

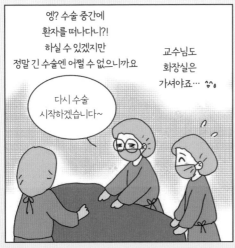

산부인과 의사에게 한방과 양방

저의 개인적인 견해임을 밝힙니다

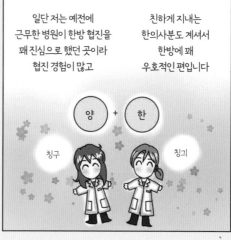

일단 저는 예전에 근무한 병원이 한방 협진을 꽤 진심으로 했던 곳이라 협진 경험이 많고

친하게 지내는 한의사분도 계셔서 한방에 꽤 우호적인 편입니다

양 + 한

칭구   칭긔

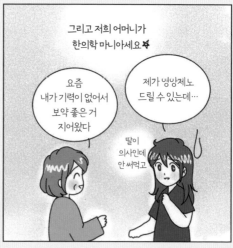

그리고 저희 어머니가 한의학 마니아세요

요즘 내가 기력이 없어서 보약 좋은 거 지어왔다

제가 녕양체노 드릴 수 있는데…

딸이 의사인데 안 써먹고

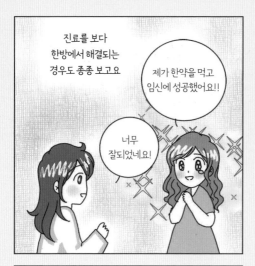

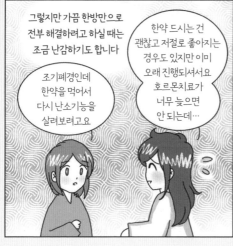

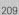

209

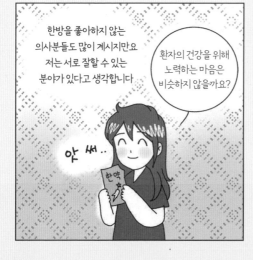

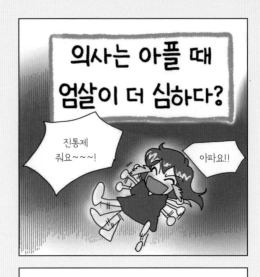

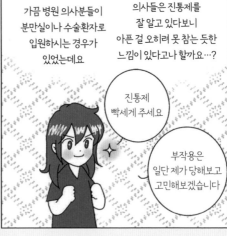

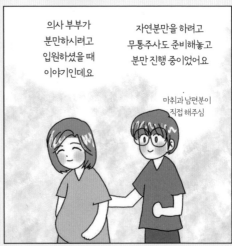

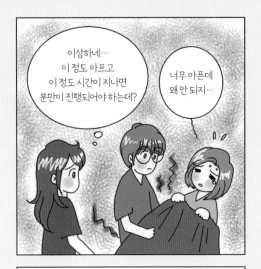

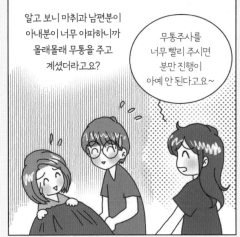

211

자연분만이 3분의 2정도 진행된 이후에 무통치료를 시작할 수 있습니다. 너무 일찍 무통치료를 시작하면 오히려 자궁 수축이 되지 않아 분만이 지연됩니다.

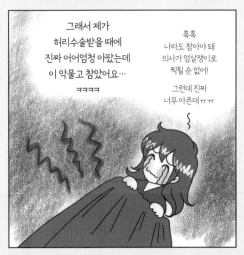

길에서 응급처치하는
의사의 로망과 현실

feat.
What's in
my bag

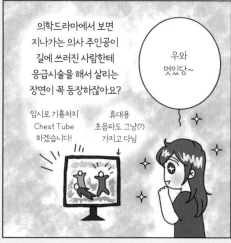

의학드라마에서 보면
지나가는 의사 주인공이
길에 쓰러진 사람한테
응급시술을 해서 살리는
장면이 꼭 등장하잖아요?

우와
멋있당~

임시로 기흉처치
Chest Tube
하겠습니다!

휴대용
초음파도 그냥(?)
가지고 다님

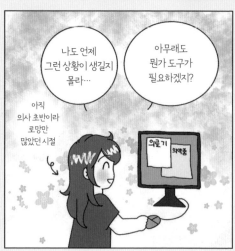

나도 언제
그런 상황이 생길지
몰라…

아무래도
뭔가 도구가
필요하겠지?

아직
의사 초반이라
로망만
많았던 시절

의료기
의약품

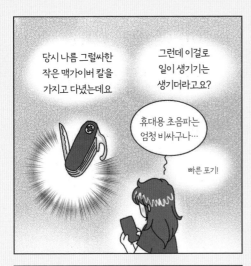

당시 나름 그럴싸한
작은 맥가이버 칼을
가지고 다녔는데요

그런데 이걸로
일이 생기기는
생기더라고요?

휴대용 초음파는
엄청 비싸구나…

빠른 포기!

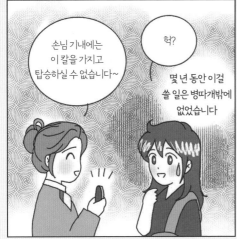

손님 기내에는
이 칼을 가지고
탑승하실 수 없습니다~

헉?

몇 년 동안 이걸
쓸 일은 병따개밖에
없었습니다

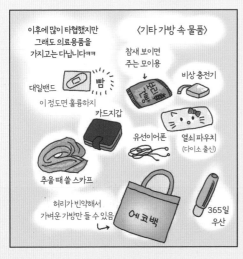

이후에 많이 타협했지만
그래도 의료용품을
가지고는 다닙니다ㅋㅋ

〈기타 가방 속 물품〉

참새 보이면
주는 모이용

비상 충전기

대일밴드

빰

이 정도면 훌륭하지

카드지갑

유선이어폰

열쇠 파우치
(다이소 출신)

추울 때 쓸 스카프

허리가 빈약해서
가벼운 가방만 들 수 있음

에 코 백

365일
우산

의사들은 자면서 어떤 악몽을 꿀까?

ZZZ

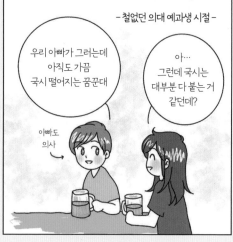

- 철없던 의대 예과생 시절 -

우리 아빠가 그러는데
아직도 가끔
국시 떨어지는 꿈꾼대

아…
그런데 국시는
대부분 다 붙는 거
같던데?

아빠도
의사

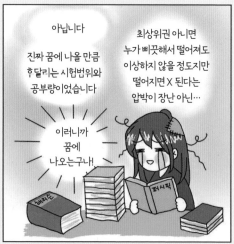

아닙니다

진짜 꿈에 나올 만큼
후달리는 시험범위와
공부량이었습니다

최상위권 아니면
누가 삐끗해서 떨어져도
이상하지 않을 정도지만
떨어지면 X 된다는
압박이 장난 아닌…

이러니까
꿈에
나오는구나!

해리슨

퍼시픽

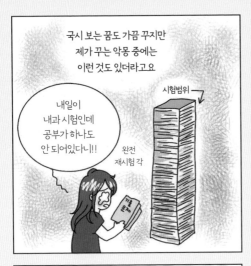

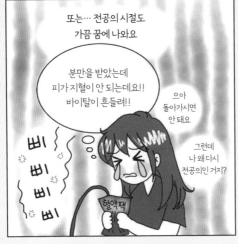

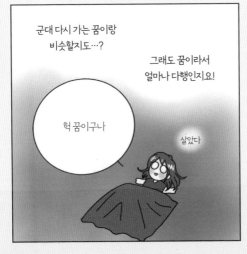

비 오는 날의 응급실

서울에 비가
엄청 온 적이 있죠

병원 위치가
서초동이었으나
다행히 비 피해는
없었습니다

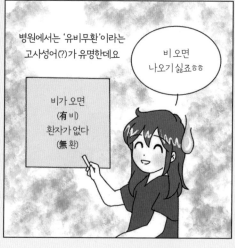

병원에서는 '유비무환'이라는
고사성어(?)가 유명한데요

비 오면
나오기 싫죠ㅎㅎ

비가 오면
(有 비)
환자가 없다
(無 환)

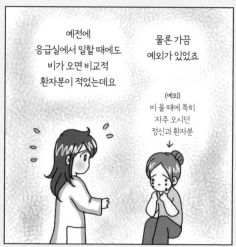

예전에
응급실에서 일할 때에도
비가 오면 비교적
환자분이 적었는데요

물론 가끔
예외가 있었죠

(예외)
비 올 때에 특히
자주 오시던
정신과 환자분
↓

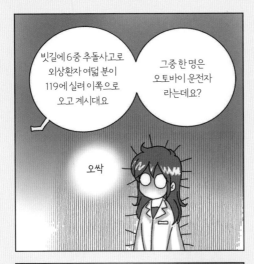

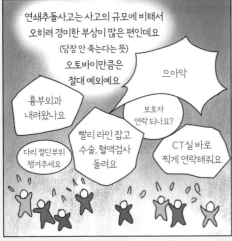

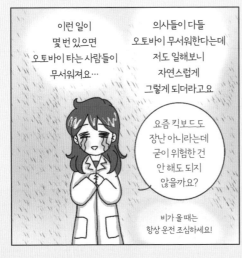

임신을
준비할 때가 오면

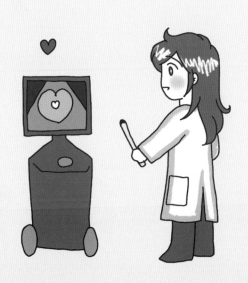

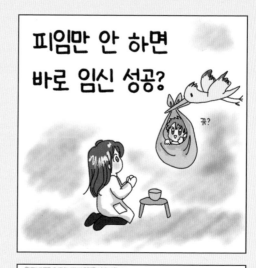

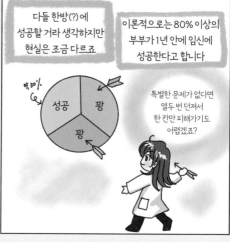

나이가 들면 건강한 난자의 개수가 줄고 배란되는 난자의 질도 감소하므로 임신성공 확률 자체가 영향을 받게 됩니다.

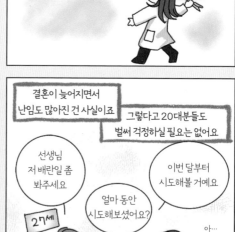

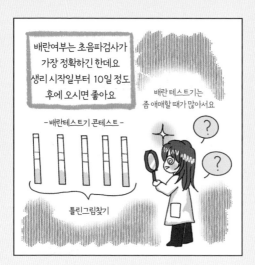

배란여부는 초음파검사가 가장 정확하긴 한데요 생리 시작일부터 10일 정도 후에 오시면 좋아요

배란 테스트기는 좀 애매할 때가 많아서요

- 배란테스트기 콘테스트 -

틀린그림찾기

먼저 난소나이검사(AM-H)를 해보면 자연임신을 계속 시도해도 될지 아니면 빠르게 인공수정 등 의학적 도움을 받을지를 판단해볼 수 있습니다.

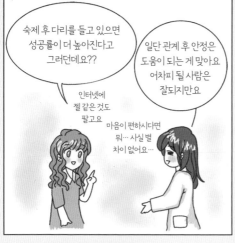

숙제 후 다리를 들고 있으면 성공률이 더 높아진다고 그러던데요??

일단 관계 후 안정은 도움이 되는 게 맞아요 어차피 될 사람은 잘되지만요

인터넷에 젤 같은 것도 팔고요

마음이 편하시다면 뭐… 사실 별 차이 없어요…

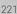

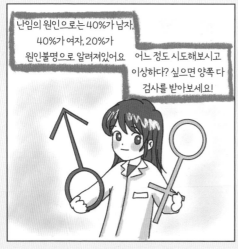

난임의 원인으로는 40%가 남자, 40%가 여자, 20%가 원인불명으로 알려져있어요

어느 정도 시도해보시고 이상하다? 싶으면 양쪽 다 검사를 받아보세요!

내 난소의 나이는 얼마인가?

AMH 검사 비용은 8~12만원으로 병원마다 차이가 있습니다.

내 난소의 나이는 얼마인가?

몇 살?

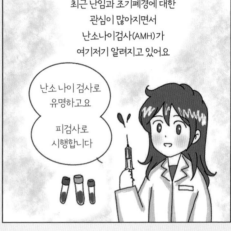

최근 난임과 조기폐경에 대한
관심이 많아지면서
난소나이검사(AMH)가
여기저기 알려지고 있어요

난소 나이 검사로
유명하고요

피검사로
시행합니다

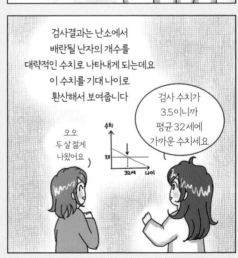

검사결과는 난소에서
배란될 난자의 개수를
대략적인 수치로 나타내게 되는데요
이 수치를 기대 나이로
환산해서 보여줍니다

검사 수치가
3.5이니까
평균 32세에
가까운 수치세요

오오
두 살 젊게
나왔어요

수치

33

32세   나이

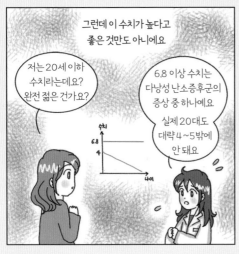

그런데 이 수치가 높다고
좋은 것만도 아니에요

저는 20세 이하
수치라는데요?
완전 젊은 건가요?

6.8 이상 수치는
다낭성 난소증후군의
증상 중 하나예요

실제 20대도
대략 4~5밖에
안 돼요

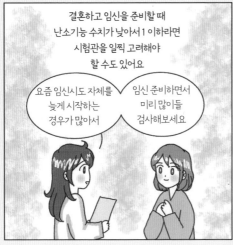

결혼하고 임신을 준비할 때
난소기능 수치가 낮아서1 이하라면
시험관을 일찍 고려해야
할 수도 있어요

요즘 임신시도 자체를
늦게 시작하는
경우가 많아서

임신 준비하면서
미리 많이들
검사해보세요

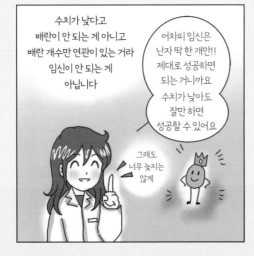

수치가 낮다고
배란이 안 되는 게 아니고
배란 개수만 연관이 있는 거라
임신이 안 되는 게
아닙니다

어차피 임신은
난자 딱 한 개만!!
제대로 성공하면
되는 거니까요
수치가 낮아도
잘만 하면
성공할 수 있어요

그래도
너무 늦지는
않게

난소나이검사는 임신 목
적일 경우 건강보험은 적
용되지만 실비보험은 적
용되지 않습니다. 생리
불순 또는 다낭성의 판별
목적으로 시행하는 경우
비급여로 진행되지만 실
비보험이 적용되는 편입
니다.

시험관 시술 이야기

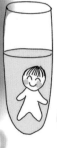

현대의학으로
태어난
우리 조카

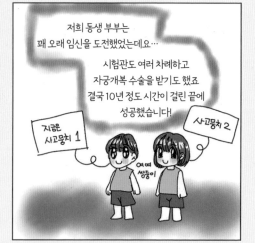

저희 동생 부부는
꽤 오래 임신을 도전했었는데요…

시험관도 여러 차례하고
자궁개복 수술을 받기도 했죠
결국 10년 정도 시간이 걸린 끝에
성공했습니다!

지금은
사고뭉치 1

사고뭉치 2

여여
쌍둥이

인공수정은 난자를 하나 키워 자궁에 직접 정자를 주입하는 방식으로 자연임신에 가깝게 진행됩니다. 시험관 시술은 난자를 채취하여 시험관에서 난자와 정자를 수정시키고 일정시간 배양 이후 자궁에 착상하는 방식으로 진행됩니다.

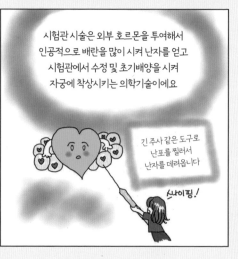

시험관 시술은 외부 호르몬을 투여해서
인공적으로 배란을 많이 시켜 난자를 얻고
시험관에서 수정 및 초기배양을 시켜
자궁에 착상시키는 의학기술이에요

긴 주사 같은 도구로
난포를 찔러서
난자를 데려옵니다

쏘아핑!

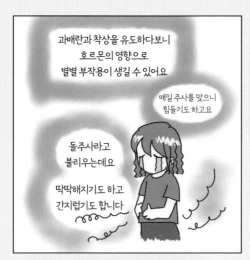

과배란과 착상을 유도하다보니
호르몬의 영향으로
별별 부작용이 생길 수 있어요

매일 주사를 맞으니
힘들기도 하고요

돌주사라고
불리우는데요

딱딱해지기도 하고
간지럽기도 합니다

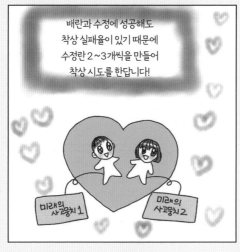

배란과 수정에 성공해도
착상 실패율이 있기 때문에
수정란 2~3개씩을 만들어
착상 시도를 한답니다!

미래의 사고뭉치 1

미래의 사고뭉치 2

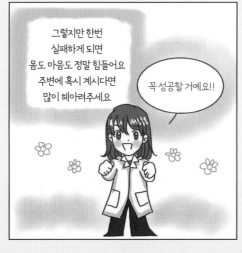

그렇지만 한번
실패하게 되면
몸도 마음도 정말 힘들어요
주변에 혹시 계시다면
많이 헤아려주세요

꼭 성공할 거예요!!

226

난자 채취를 한다고 남아 있는 난자가 미리 소모되는 것은 아닙니다. 1회 배란 시 동시에 난자 여러 개가 소모되는데 소모되는 난자들을 채취해 약물로 성숙시켜 사용하는 것입니다. 따라서 난자를 채취한다고 폐경의 시기가 빨라지거나 난자가 모자라지는 않습니다.

혹시 나도 필요할까? 난자냉동

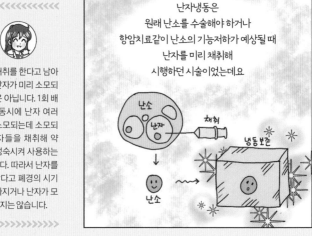

난자냉동은
원래 난소를 수술해야 하거나
항암치료같이 난소의 기능저하가 예상될 때
난자를 미리 채취해
시행하던 시술이었는데요

난소
난자
채취
냉동보존
난소

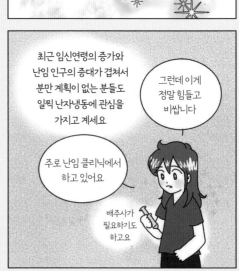

최근 임신연령의 증가와
난임 인구의 증대가 겹쳐서
분만 계획이 없는 분들도
일찍 난자냉동에 관심을
가지고 계세요

그런데 이게
정말 힘들고
비쌉니다

주로 난임 클리닉에서
하고 있어요

배주가
필요하기도
하고요

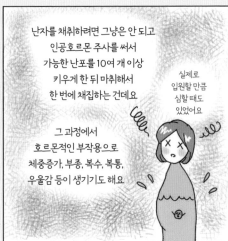

난자를 채취하려면 그냥은 안 되고 인공호르몬 주사를 써서 가능한 난포를 10여 개 이상 키우게 한 뒤 마취해서 한 번에 채집하는 건데요

실제로 입원할 만큼 심할 때도 있었어요

그 과정에서 호르몬적인 부작용으로 체중증가, 부종, 복수, 복통, 우울감 등이 생기기도 해요

난자채취의 부작용으로 주사 부위의 통증, 붓기, 간지러움 등이 40%정도 로 매우 흔하고 간혹 두 통, 메슥거림 등이 발생할 수 있습니다. 1% 확률로 매우 치명적인 난소과자 극증후군이 생길 수 있어 입원치료를 하는 경우가 있습니다.

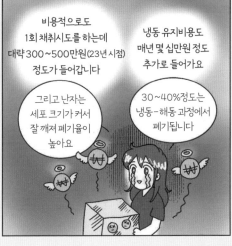

비용적으로도 1회 채취시도를 하는데 대략 300~500만원(23년 시점) 정도가 들어갑니다

냉동 유지비용도 매년 몇 십만원 정도 추가로 들어가요

그리고 난자는 세포 크기가 커서 잘 깨져 폐기율이 높아요

30~40%정도는 냉동-해동 과정에서 폐기됩니다

227

현재는 냉동방법의 발전 으로 폐기율이 개선되고 있다고 합니다.

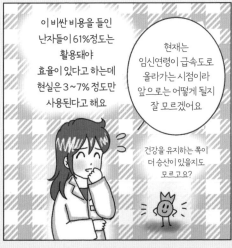

이 비싼 비용을 들인 난자들이 61%정도는 활용돼야 효율이 있다고 하는데 현실은 3~7% 정도만 사용된다고 해요

현재는 임신연령이 급속도로 올라가는 시점이라 앞으로는 어떻게 될지 잘 모르겠어요

건강을 유지하는 쪽이 더 승산이 있을지도 <u>모르고요?</u>

228

초응급!
자궁외 임신

저 두 줄 나와서
임신 확인하려고요~

임신 확인을 하면 정상임신이 대부분이지만
정말 가끔 정상임신이 아닌 경우도 있어요…

아기집이
안 보이네?

아니
왜 여기에…

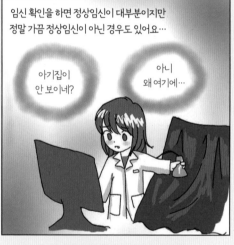

아기집이 자궁의 밖에 착상되는
자궁외 임신은 초응급상황으로
산부인과에서 치료가 필요해요

순식간에
확 커져요
ㅠㅠ

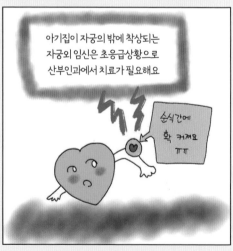

자궁외 임신의 발병률은
1~2%로 수정란이 자궁
내 점막조직 이외의 다른
조직에 착상하여 발생합
니다.

자궁외 임신 중에서는 자궁 옆 난관에 생기는
자궁외 임신이 가장 흔해서 응급수술로 난관을
절제해야 하기도 하고요

이런 수정란들은 정상적
인 배아로 성장이 불가능
해서 반드시 제거가 필요
합니다. 임신낭이 터질시
과다 출혈로 산모가 사망
에 이를 수 있습니다.

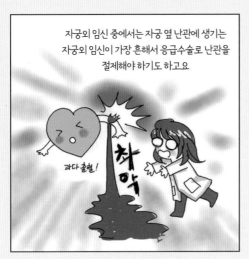

운 좋게 임신 극초반에 발견되면
항암제 같은 주사치료로 수술 없이
치료할 수도 있어요!

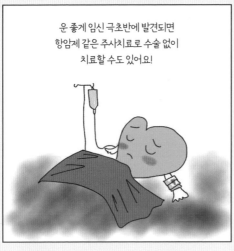

임신 초반에 아기집이 안 보이면
자궁외 임신 가능성을
꼭 설명드리긴 해야 해요
(겁주는 게 아니고요…)

만의 하나가 있으니
초기에 정상임신인지
꼭 확인하세요!

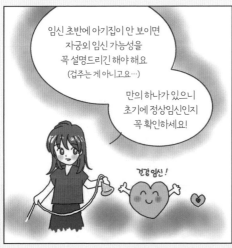

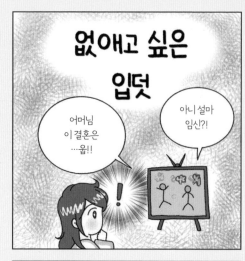

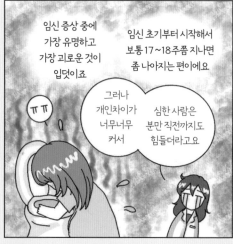

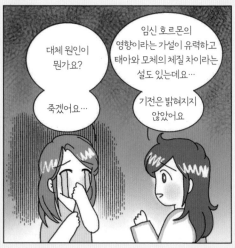

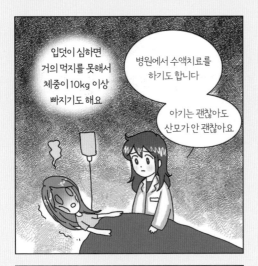

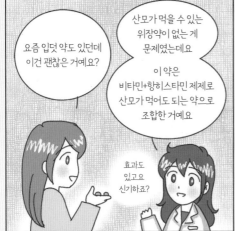

입덧 약의 일종인 디클렉틴의 경우 항히스타민의 부작용으로 복용했을 때에 많이 졸린 효과가 있습니다.

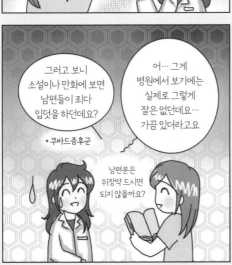

232

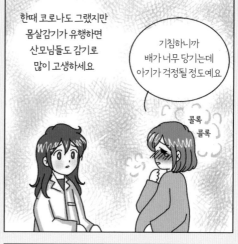

약을 써서 얻을 수 있는 이익과 약을 써서 산모에 생길 수 있는 문제의 확률을 따져보아 이익이 우선된다면 사용을 고려하게 됩니다.

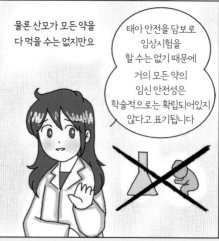

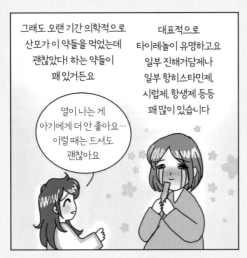

그래도 오랜 기간 의학적으로 산모가 이 약들을 먹었는데 괜찮았다! 하는 약들이 꽤 있거든요

대표적으로 타이레놀이 유명하고요 일부 진해거담제나 일부 항히스타민제, 시럽제, 항생제 등등 꽤 많이 있습니다

열이 나는 게 아기에게 더 안 좋아요… 이럴 때는 드셔도 괜찮아요

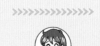

이때 사용되는 약물도 태아에게 전달은 됩니다. 혹시라도 실제 문제가 생겼다고 보고되는 약들은 바로바로 보고됩니다.

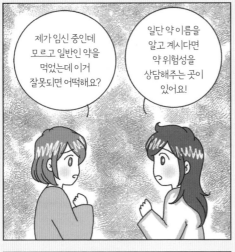

제가 임신 중인데 모르고 일반인 약을 먹었는데 이거 잘못되면 어떡해요?

일단 약 이름을 알고 계시다면 약 위험성을 상담해주는 곳이 있어요!

최근 일부 연구에서 임신 중 타이레놀 같은 아세트아미노펜을 복용하면 태아의 ADHD 또는 잠복고환의 발생률을 올린다는 발표가 있었으나 직접적인 근거가 미약합니다. 복용기간이 2주 이내일 경우 이런 발생률과 큰 연관이 없는 것으로 되어있습니다.

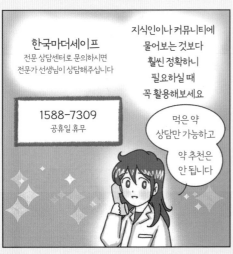

한국마더세이프
전문 상담센터로 문의하시면 전문가 선생님이 상담해주십니다

지식인이나 커뮤니티에 물어보는 것보다 훨씬 정확하니 필요하실 때 꼭 활용해보세요

1588-7309
공휴일 휴무

먹은 약 상담만 가능하고

약 추천은 안 됩니다

234

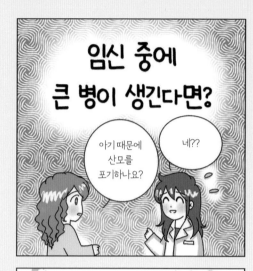

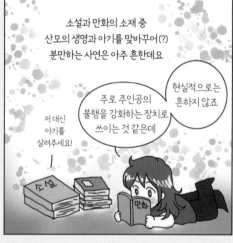

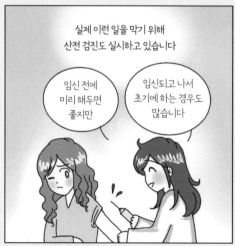

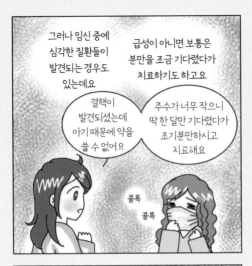

임신 중에 맹장 같은 응급 수술이 필요한 경우가 생기면 전신마취를 하고 빠른 시간에 수술을 시행합니다. 전신마취제가 태아에 영향이 없는 약물은 아니나 수술을 하지 않으면 산모가 사망에 이를 수 있어 어느 정도 사정은 감수하고 진행합니다. 아직 전신마취제가 태아의 기형을 유발했다는 보고는 없습니다.

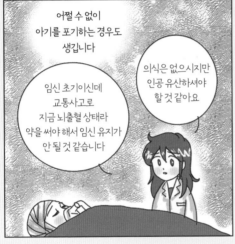

235

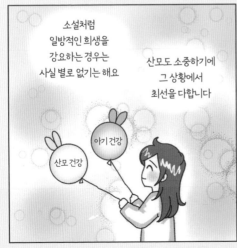

임신에
중독이 된다고?

임신이
어떻게 중독(?)이
될 수 있지?

아직
학생

가끔 기사나 드라마에서
임신중독에 관한
이야기를 보게
되는 것 같아요

그런데 임신이
마약도 아닌데
왜 중독이라고
불리게 된 걸까요?

추성훈, 아내의
임신중독으로
둘째 임신 반대해…

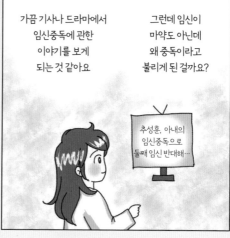

사실 임신중독증은
임신 중 태반에
원인 모를 문제가 생겨
전신에 독처럼 증상을 일으키는
현상이라고 해요

마약의 중독(Addiction)이
아니라
독성의 중독(Poisoning)
이었던 거죠!

임신중독증의 원인과 예
방방법에 대해서는 아직
명확히 밝혀진 것이 없습
니다. 다만 고혈압, 당뇨
와 같은 일부 질환에 연
관성이 있다는 게 알려져
있습니다.

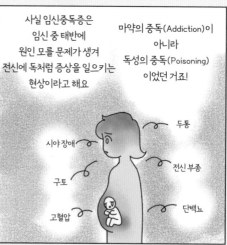

두통

시야장애

전신 부종

구토

단백뇨

고혈압

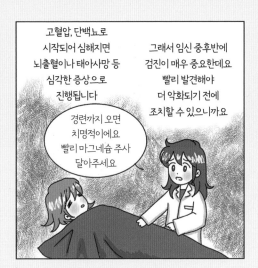

현재로서는 임신중독이
발병하는 것 같으면 재빨
리 분만하는 것이 중요한
치료방법입니다.

<<<<<<<<<<<<<<<

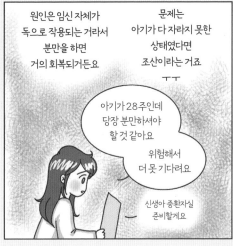

임신중독증이 이미 심하
게 진행된 이후 분만을 하
게 되면 후유증으로 산모
가 사망하는 경우도 있어
빠른 발견이 최선입니다.

<<<<<<<<<<<<<<<

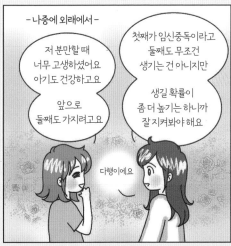

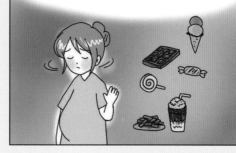

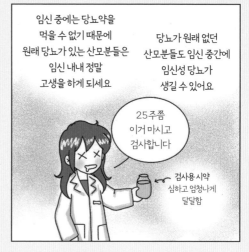

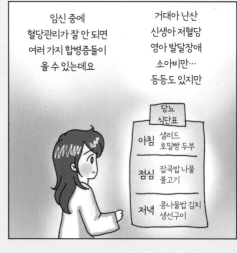

임신 중 당뇨가 위험한 이유

238

임신 중에도 인슐린은 사용이 가능하므로 식이조절로 잡히지 않는 임신성 당뇨의 경우 인슐린 치료를 진행하게 됩니다.

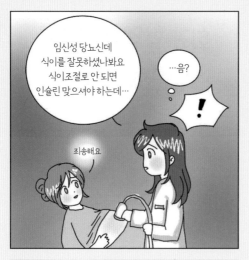

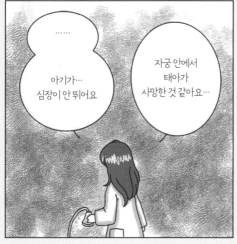

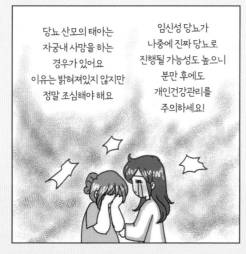

희귀 혈액형 산모가 임신하게 되면?

Rh −

일반적 혈액형인 Rh+ 산모와는 약간 달라요

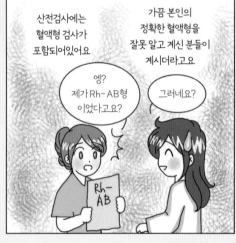

산전검사에는 혈액형 검사가 포함되어있어요

가끔 본인의 정확한 혈액형을 잘못 알고 계신 분들이 계시더라고요

엥? 제가 Rh−AB형 이었다고요?

그러네요?

Rh− AB

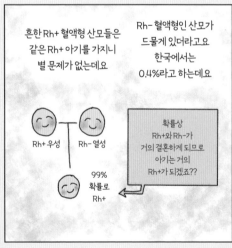

흔한 Rh+ 혈액형 산모들은 같은 Rh+ 아기를 가지니 별 문제가 없는데요

Rh− 혈액형인 산모가 드물게 있더라고요 한국에서는 0.4%라고 하는데요

Rh+ 우성 — Rh− 열성

99% 확률로 Rh+

확률상 Rh+와 Rh−가 거의 결혼하게 되므로 아기는 거의 Rh+가 되겠죠??

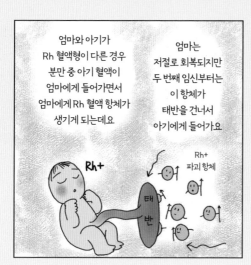

엄마와 아기가
Rh 혈액형이 다른 경우
분만 중 아기 혈액이
엄마에게 들어가면서
엄마에게 Rh 혈액 항체가
생기게 되는데요

엄마는
저절로 회복되지만
두 번째 임신부터는
이 항체가
태반을 건너서
아기에게 들어가요

Rh+

Rh+
파괴 항체

태반

항체 생성이 첫째 분만 시
에 일어나므로 첫째 아이
는 문제없이 태어나지만
둘째부터 문제가 생기게
됩니다.

<<<<<<<<<<<<<<<

그러면 엄마의 항체가
아기의 혈액을 파괴해서
용혈을 시켜버리고
결국 유산되게 합니다

이걸 막기 위해 산모에게
로감(RhoGAM)이라는
주사를 맞혀
항체생성을 예방합니다

임신 28~30주쯤 하고
분만 후 총 2번 맞아요

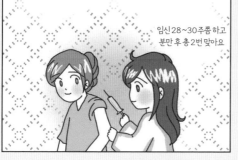

241

옛날에는 Rh-산모는 아
이를 한 명만 낳을 수 있
다고 알려져 있었으나, 로
감주사가 등장하면서 임
신, 출산에 제한이 없어
졌습니다.

<<<<<<<<<<<<<<<

분만 시 출혈이 흔하니
만의 하나를 대비하여
미리 혈액을 준비시켜놓기도
하고요!

그래도
안 썼으면
더 좋겠어요!

그러게요

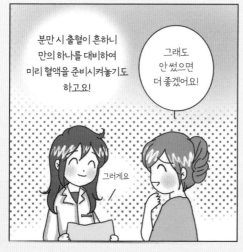

242

초기유산의 12~15%는 20주 이내의 유산이며 이 중 98%는 12주 이내의 유산입니다. 초기유산의 원인은 50% 이상이 염색체 이상이며 내분비 이상이나 면역학적 문제, 감염 등으로 발생하기도 합니다.

3회 이상 유산이 되는 경우 습관성 유산의 검사가 필요할 수 있습니다.

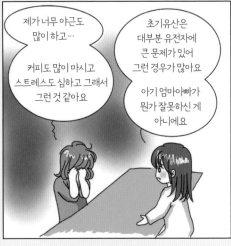

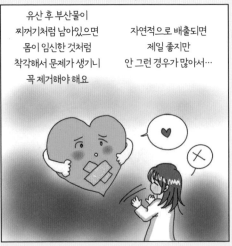

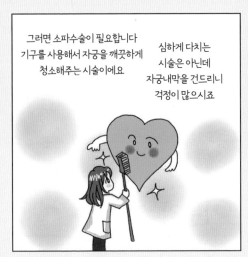

그러면 소파수술이 필요합니다
기구를 사용해서 자궁을 깨끗하게
청소해주는 시술이에요

심하게 다치는
시술은 아닌데
자궁내막을 건드리니
걱정이 많으시죠

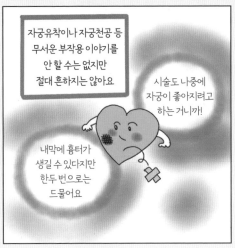

자궁유착이나 자궁천공 등
무서운 부작용 이야기를
안 할 수는 없지만
절대 흔하지는 않아요

시술도 나중에
자궁이 좋아지려고
하는 거니까!

내막에 흉터가
생길 수 있다지만
한두 번으로는
드물어요

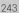

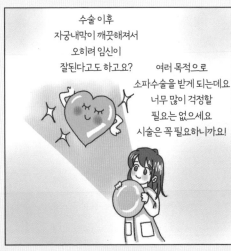

수술 이후
자궁내막이 깨끗해져서
오히려 임신이
잘된다고도 하고요?

여러 목적으로
소파수술을 받게 되는데요
너무 많이 걱정할
필요는 없으세요
시술은 꼭 필요하니까요!

기쁨과 고통이
공존하는 분만

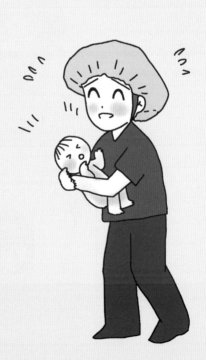

아기의 성별은 약 15주 이상일 때 초음파로 확인이 가능하지만 아이의 자세나 발달 상태에 따라서 확인이 어려울 수 있습니다. 또한 법적으로 태아 성감별은 불법입니다.

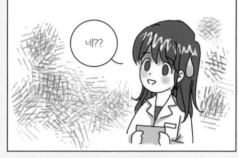

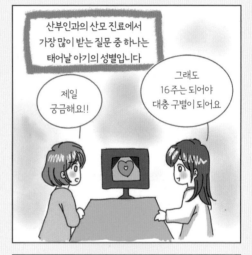

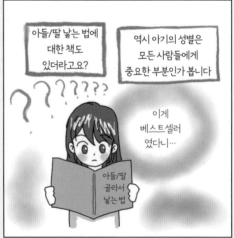

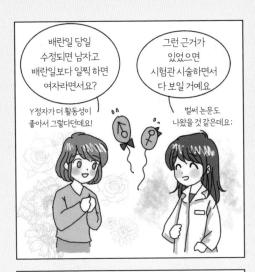

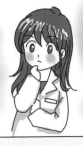

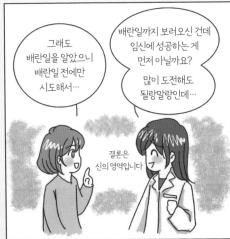

248

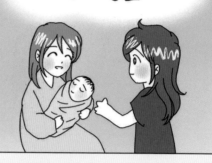

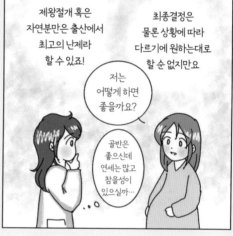

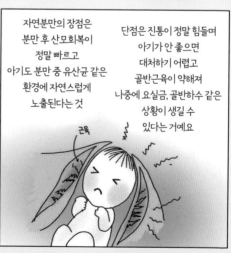

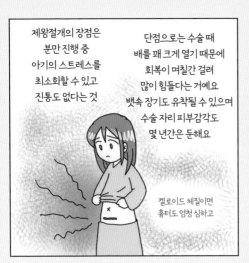

제왕절개의 장점은
분만 진행 중
아기의 스트레스를
최소화할 수 있고
진통도 없다는 것

단점으로는 수술 때
배를 꽤 크게 열기 때문에
회복이 며칠간 걸려
많이 힘들다는 거예요
뱃속 장기도 유착될 수 있으며
수술 자리 피부감각도
몇 년간은 둔해요

켈로이드 체질이면
흉터도 엄청 심하고

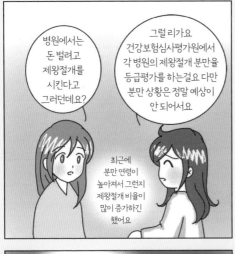

병원에서는
돈 벌려고
제왕절개를
시킨다고
그러던데요?

그럴 리가요
건강보험심사평가원에서
각 병원의 제왕절개 분만율
등급평가를 하는걸요 다만
분만 상황은 정말 예상이
안 되어서요

최근에
분만 연령이
높아져서 그런지
제왕절개 비율이
많이 증가하긴
했어요

2020년부터 제왕절개
분만율의 일반 공개는 이
뤄지지 않고 있습니다. 합
계출산율이 너무 떨어지
고 산모 나이가 급격하게
증가하면서 제왕절개 비
율이 모든 병원에서 과반
수 이상으로 증가했기 때
문이죠. 제왕절개의 비율
로 의료기관을 평가하는
의미가 퇴색하여 그런 것
으로 보입니다.

249

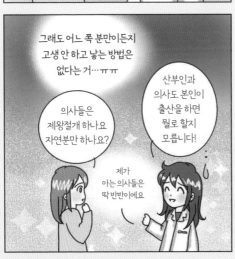

그래도 어느 쪽 분만이든지
고생 안 하고 낳는 방법은
없다는 거…ㅠㅠ

산부인과
의사도 본인이
출산을 하면
뭘로 할지
모릅니다!

의사들은
제왕절개 하나요
자연분만 하나요?

제가
아는 의사들은
딱 반반이에요

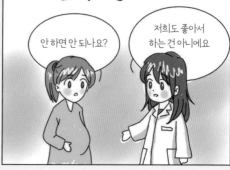

자연분만 굴욕 3종세트?

안 하면 안 되나요?

저희도 좋아서 하는 건 아니에요

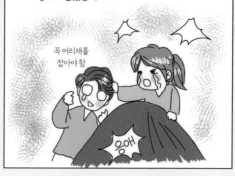

저도 잘 모를 때는 자연분만 하면 배가 엄청 아플 때 낳는다! 정도로 알았는데

현실엔 힘든 부분이 더 많더라고요…

꼭 머리채를 잡아야 함

응애

회음절개 대신 내진을 3종 세트에 포함하는 경우도 있습니다.

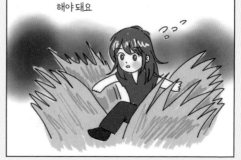

일명 제모, 관장, 회음절개로 이뤄진 3종세트인데

일단 제모부터 말하자면 너무 빽빽하면 안 보여서 하긴 해야 돼요

이건 요즘 왁싱이 일반적이 되어서… 미리 왁싱을 해오시기도 하고요

???

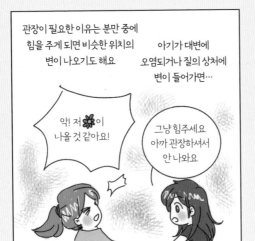

관장이 필요한 이유는 분만 중에 힘을 주게 되면 비슷한 위치의 변이 나오기도 해요

아기가 대변에 오염되거나 질의 상처에 변이 들어가면…

악! 저 ✿이 나올 것 같아요!

그냥 힘주세요 아까 관장하셔서 안 나와요

회음절개는 안 할 수 있으면 안 하고 싶지만

아기머리가 나올 때 항문 쪽으로 누르거든요 진짜 잘못되면 직장까지 쭉 찢어질 수 있어요

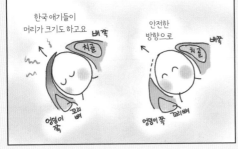

한국 애기들이 머리가 크기도 하고요

안전한 방향으로

>>>>>>>>>>>>>>>

251

자연분만 후 질에 생기는 열상은 1도에서 4도까지로 분류됩니다. 4도의 경우 질과 직장까지 연결된 손상입니다.

<<<<<<<<<<<<<<<

불의의 사고를 막기 위해 혹시나 더 찢어지지 않게 안전한 통로를 만드는 방법이에요

꼭 필요해서 하는 거니까 굴욕이라는 말씀보다는 최선의 치료 과정으로 생각해주세요

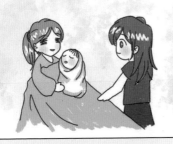

실제 진료에서는 임신 마지막 달 내진으로 골반의 실제 넓이를 판단해서 자연분만 진행 여부를 다시 권유드리게 됩니다.

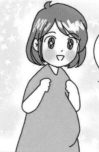

자연분만이 잘되는 관상?

엉덩이가 크면 자연분만이 쉽나요?

어르신들이 제가 잘될 것 같다고 그러셔서요

엉덩이 크기 기준이 뭘까요? 오히려 체중이랑 분만 난이도는 생각보다 별 차이가 없다고 느꼈어요

실제로 분만실에서 봤을 때 자연분만 성공이 기대되는 요소는 따로 있습니다

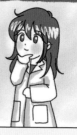

* 객관적인 근거는 전혀 없으며 분만실에서 주워들은 썰입니다
* 재미로 봐주세요

일단 산모분의 키!

입원하실 때 엉덩이는 모르겠고 키가 크시면 혹시나 잘되지 않을까 살짝 기대합니다

이번 산모분 키가 커요!

오 그래요?

성공 하시려나

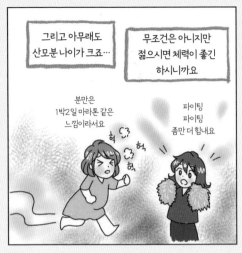

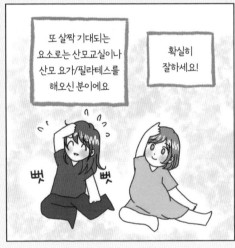

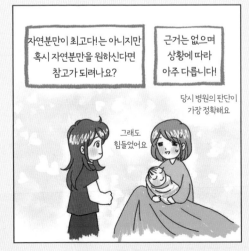

가정분만을 하면 어떨까요?

옛날에는 집에서 저녁 짓다가 애 낳고 설거지하고 그랬어!

요즘은 큰일 나요~~~

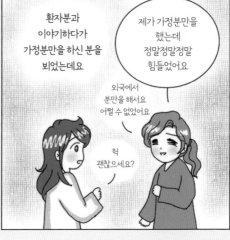

환자분과 이야기하다가 가정분만을 하신 분을 뵈었는데요

제가 가정분만을 했는데 정말정말정말 힘들었어요

외국에서 분만을 해서요 어쩔 수 없었어요

헉 괜찮으세요?

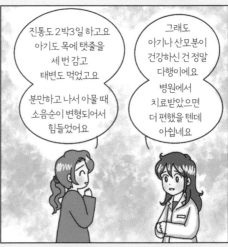

진통도 2박3일 하고요 아기도 목에 탯줄을 세 번 감고 태변도 먹었고요

분만하고 나서 아물 때 소음순이 변형되어서 힘들었어요

그래도 아기나 산모분이 건강하신 건 정말 다행이에요

병원에서 치료받았으면 더 편했을 텐데 아쉽네요

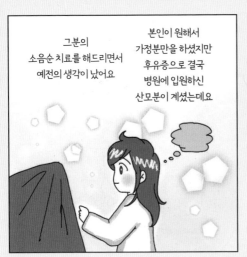

그분의
소음순 치료를 해드리면서
예전의 생각이 났어요

본인이 원해서
가정분만을 하셨지만
후유증으로 결국
병원에 입원하신
산모분이 계셨는데요

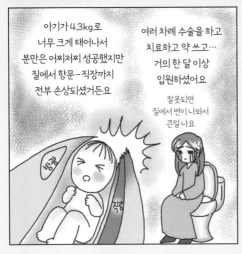

아기가 4.3kg로
너무 크게 태어나서
분만은 어찌저찌 성공했지만
질에서 항문-직장까지
전부 손상되셨거든요

여러 차례 수술을 하고
치료하고 약 쓰고…
거의 한 달 이상
입원하셨어요

잘못되면
질에서 변이 나와서
큰일 나요

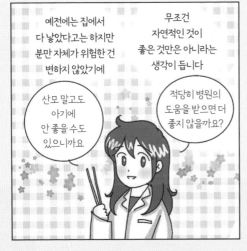

예전에는 집에서
다 낳았다고는 하지만
분만 자체가 위험한 건
변하지 않았기에

무조건
자연적인 것이
좋은 것만은 아니라는
생각이 듭니다

산모 말고도
아기에
안 좋을 수도
있으니까요

적당히 병원의
도움을 받으면 더
좋지 않을까요?

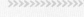

최근에는 병원에서 직접
운영하는 자연주의 분만
프로그램도 있어 선택의
폭이 넓어졌습니다.

실제로 미리 사주를 보고 오셔서 분만 생시를 잡고 분만을 요구하는 경우도 있으나 병원에서 정확하게 맞추기는 굉장히 어렵습니다.

제왕절개 수술 같은 경우 가능한 날짜 중에 고르는 정도는 가능합니다.

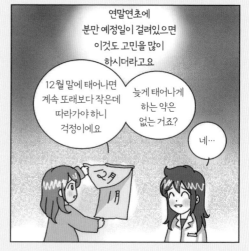

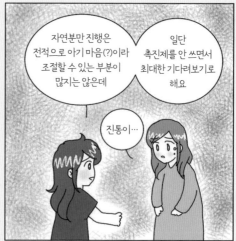

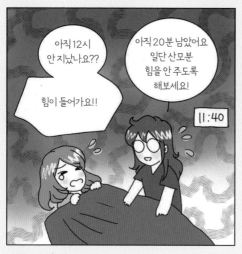

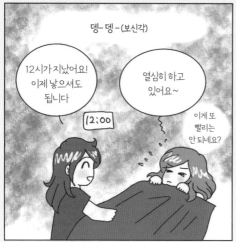

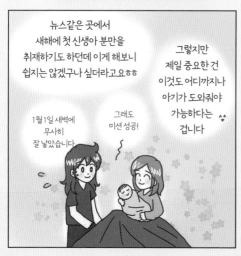

분만실의 남편들

진통이 시작된 것 같아요

그림의 보호자분은 식사를 세 시간씩 가셔서 문제가 되었지만 모든 보호자분이 아예 식사를 안 하실 수는 없으시겠죠. 초점은 산모분이 어떻게 받아들이시는지에 달려있으니 서로간에 소통을 잘 하는 게 중요한 포인트입니다.

보통 분만할 때는 가족 특히 남편이 같이 하는 경우가 많은데요

물론 각종 사정으로 아예 같이하지 못하는 경우도 존재합니다

남편분 빨리 와주세요!

아기가 곧 나올 것 같아요

산모 갑석

식사하러 가셨다고요?

258

진통 중에는 열심히 도와주는 남편분도 많으시지만

......
아닌 경우도 있고요

힘 빼면서 숨을 천천히 후- 하고 내쉬세요

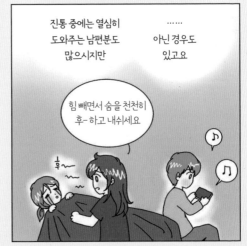

후—

♪ ♫

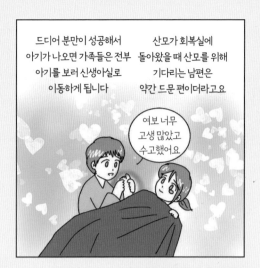

드디어 분만이 성공해서
아기가 나오면 가족들은 전부
아기를 보러 신생아실로
이동하게 됩니다

산모가 회복실에
돌아왔을 때 산모를 위해
기다리는 남편은
약간 드문 편이더라고요

여보 너무
고생 많았고
수고했어요

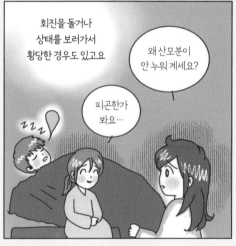

회진을 돌거나
상태를 보러가서
황당한 경우도 있고요

왜 산모분이
안 누워 계세요?

피곤한가
봐요…

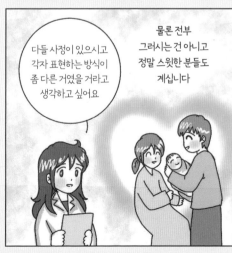

다들 사정이 있으시고
각자 표현하는 방식이
좀 다른 거였을 거라고
생각하고 싶어요

물론 전부
그러시는 건 아니고
정말 스윗한 분들도
계십니다

한국에서 생리 종료시기는 평균 49.7세이나 개인차가 큽니다. 40대 초에 조기폐경이 되시거나 50대 중 후반까지도 생리를 하시는 경우가 종종 있습니다.

제가 본 최고령 산모 늦둥이 썰

만 50세

저는 생리를 안 하길래 폐경인줄 알았죠

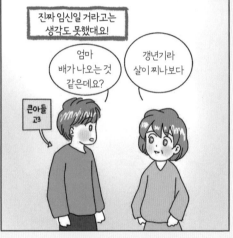

진짜 임신일 거라고는 생각도 못했대요!

엄마 배가 나오는 것 같은데요?

갱년기라 살이 찌나보다

큰아들 고3

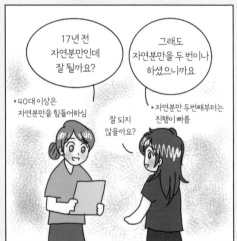

17년 전 자연분만인데 잘 될까요?

그래도 자연분만을 두 번이나 하셨으니까요

*40대 이상은 자연분만을 힘들어하심

잘 되지 않을까요?

*자연분만 두번째부터는 진행이 빠름

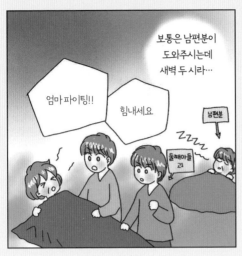

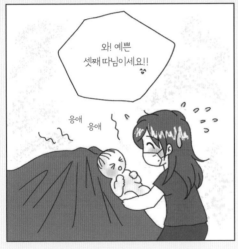

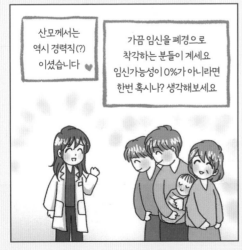

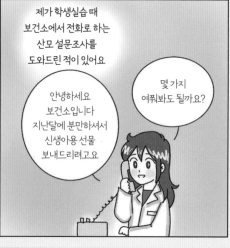

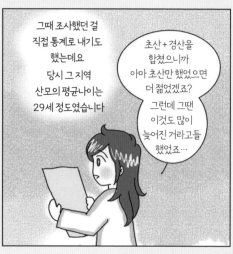

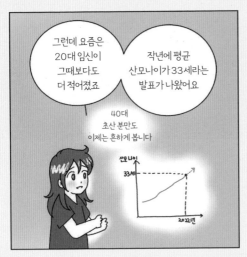

난소나이검사 결과가 낮거나 높게 나왔다고 해서 실제 난자의 기능이 좋거나 나쁜 것은 아닙니다. 난소나이검사는 앞으로 배란할 잔여 난포개수를 파악하는 수치입니다.

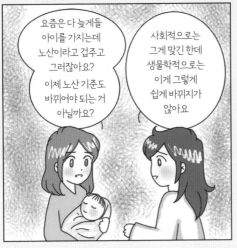

실제 난자의 상태는 신체적인 나이의 수치에 맞게 생각하면 됩니다.

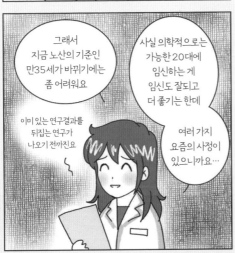

264

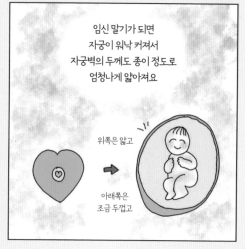

분만 중 자궁파열
되었던 이야기 (1)

진통이
시작된 것
같아요

분만
처음이시죠?

임신 말기가 되면
자궁이 워낙 커져서
자궁벽의 두께도 종이 정도로
엄청나게 얇아져요

위쪽은 얇고

아래쪽은
조금 두껍고

손상이 없는 자연적 자궁에서 파열이 발생할 확률은 15,000명 중 1명 꼴입니다. 다만 자궁근종 절제술 같은 수술 이후에 분만 중 자궁파열이 발생할 확률은 약 0.2~3.7% 정도입니다.

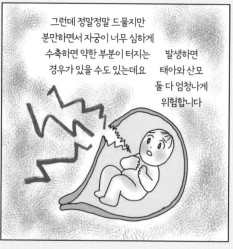

그런데 정말정말 드물지만
분만하면서 자궁이 너무 심하게
수축하면 약한 부분이 터지는   발생하면
경우가 있을 수도 있는데요   태아와 산모
둘 다 엄청나게
위험합니다

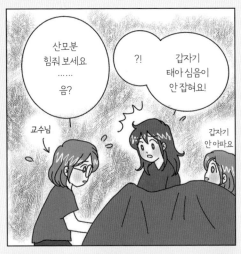

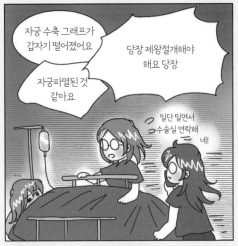

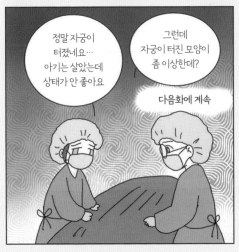

다음화에 계속

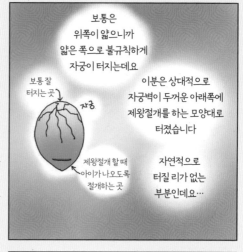

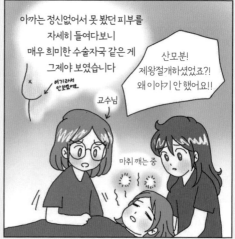

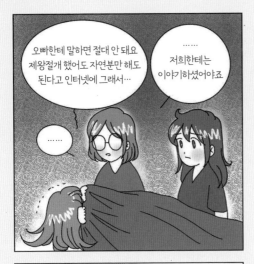

오빠한테 말하면 절대 안 돼요 제왕절개 했어도 자연분만 해도 된다고 인터넷에 그래서…

…… 저희한테는 이야기하셨어야죠

……

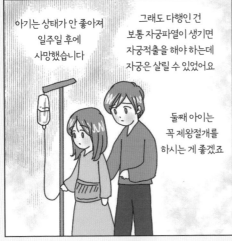

아기는 상태가 안 좋아져 일주일 후에 사망했습니다

그래도 다행인 건 보통 자궁파열이 생기면 자궁적출을 해야 하는데 자궁은 살릴 수 있었어요

둘째 아이는 꼭 제왕절개를 하시는 게 좋겠죠

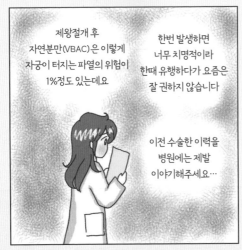

제왕절개 후 자연분만(VBAC)은 이렇게 자궁이 터지는 파열의 위험이 1%정도 있는데요

한번 발생하면 너무 치명적이라 한때 유행하다가 요즘은 잘 권하지 않습니다

이전 수술한 이력을 병원에는 제발 이야기해주세요…

브이백(VBAC)의 성공률은 60~80% 정도입니다. 시도가 가능하나 전제조건이 있어 의료진과 충분한 상의 후 결정하는 것이 좋습니다. 부득이한 경우 보호자에게 말씀드리지 않는 등의 조치도 가능하니 의료진에게는 기왕력을 꼭 알려주셔야 합니다.

267

우리 몸에 대한
오해와 진실

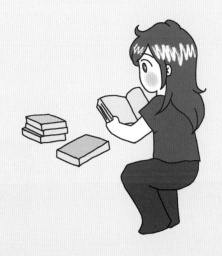

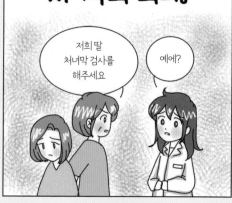

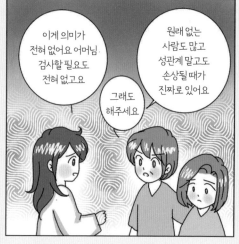

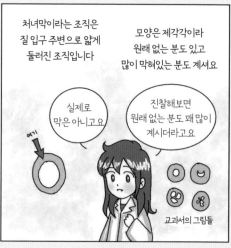

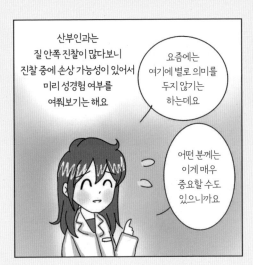

산부인과는
질 안쪽 진찰이 많다보니
진찰 중에 손상 가능성이 있어서
미리 성경험 여부를
여쭤보기는 해요

요즘에는
여기에 별로 의미를
두지 않기는
하는데요

어떤 분께는
이게 매우
중요할 수도
있으니까요

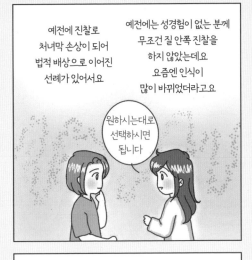

예전에 진찰로
처녀막 손상이 되어
법적 배상으로 이어진
선례가 있어서요

예전에는 성경험이 없는 분께
무조건 질 안쪽 진찰을
하지 않았는데요
요즘엔 인식이
많이 바뀌었더라고요

원하시는대로
선택하시면
됩니다

271

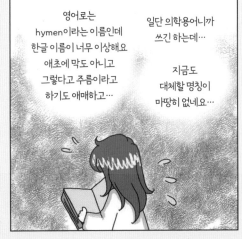

영어로는
hymen이라는 이름인데
한글 이름이 너무 이상해요
애초에 막도 아니고
그렇다고 주름이라고
하기도 애매하고…

일단 의학용어니까
쓰긴 하는데…

지금도
대체할 명칭이
마땅히 없네요…

실제로 처녀막의 이름을
바꾸자는 논의가 이뤄지
고 있습니다. 질입구주름,
질주름, 질근육 등의 용어
가 대안으로 제시되고 있
습니다.

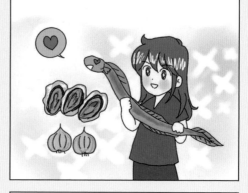

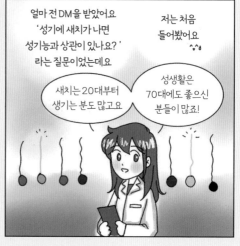

실제로 남성 성기 길이 연장수술이 이 원리를 이용해서 시행되고 있습니다. 성기 주변의 지방을 제거하여 가용 길이가 늘어나는 효과를 줍니다.

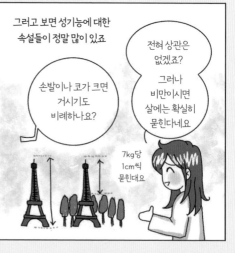

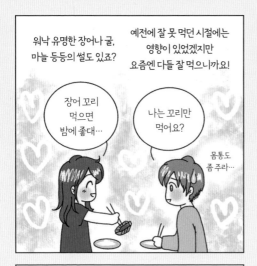

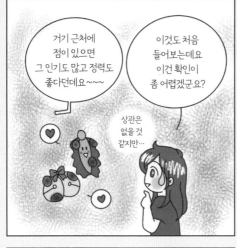

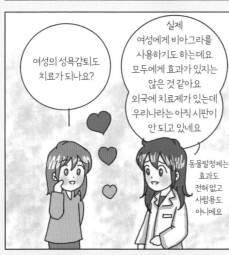

산부인과에서 종종 듣게 되는 낭설

뾰루지 나면 자궁 문제인가요?

네?

진짜로 난소암에서 샴푸냄새 나요?

일란성 쌍둥이는 정자가 동시에 2개 들어가서 되는 거 아니에요?

뾰루지가 나면 자궁에 문제가 있는 거라고 하던데요?

이건 정말 많이 받는 질문인데요

저는 한의사가 아니라서 자궁에 어혈이 생기는 문제는 잘 모릅니다

그렇지만 진짜로 호르몬 문제가 있을 수 있고 염증 문제가 있을 수 있어요

(아닐 수도 있지만)

정확한 건 검사를 해보면 좋겠지요

난소암을 수술해서 보면 샴푸냄새가 난다던데요??

이건 방향 성분의 환경호르몬이 쌓여 암을 만든다는 주장 때문에 생긴 썰 같기는 한데요

상식적으로 샴푸를 쓴다고 그게 거기까지 어떻게 갈까요?

당장 머리도 안 감으면 냄새나는데

피냄새만 나는 그냥 조직이에요

환경호르몬은 주의해야 하는 게 맞아요

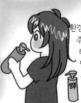

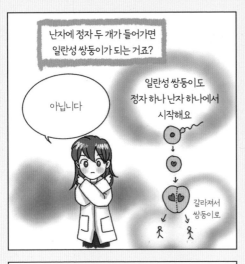

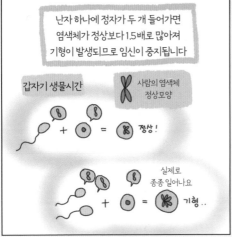

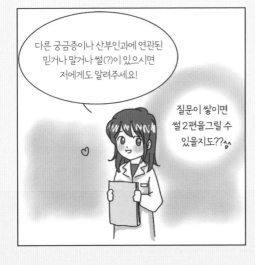

● 제가 성병에 걸렸다고요?

276

성병균이 어디서 생겼는 지에 대해서는 여러 가지 가설이 있는데 동물과의 관계에서 감염되었다는 이야기도 있고 수십만 년 간 인류가 진화하면서 같 이 퍼졌다는 이야기도 있 습니다.

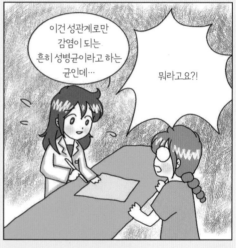

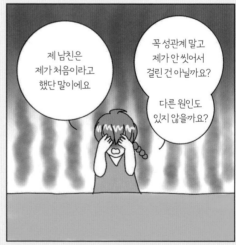

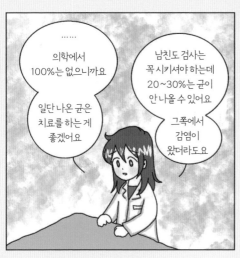

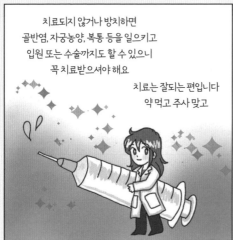

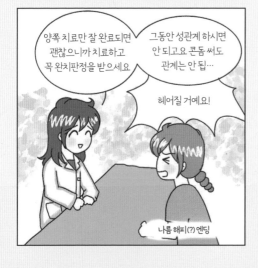

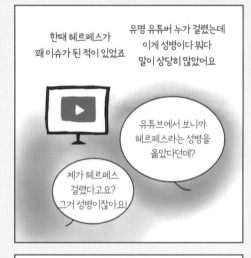

구강형 헤르페스를 1형, 성기형 헤르페스를 2형으로 분류합니다. 각각 바이러스의 형태가 다르나 1형이 성기에 감염되는 등 교차감염이 가능하므로 주의하는 것이 좋겠습니다.

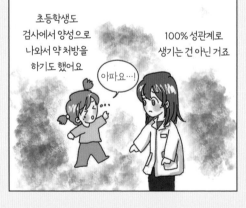

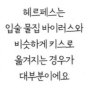

헤르페스는
입술 물집 바이러스와
비슷하게 키스로
옮겨지는 경우가
대부분이에요

바이러스가 활성화된 상태에서
접촉하면 97% 전염되지만

비활성 상태에서
접촉하면 3% 정도라
전파력이 낮아요

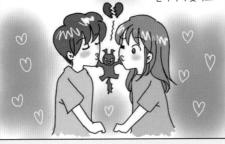

헤르페스 바이러스는 감염되고 바로 증상이 생기는 것이 아닌 건강할 때에는 잠복하다가 피곤할 때 수포와 통증으로 발병하기 때문에 감염경로를 유추하기가 매우 어렵습니다.

<<<<<<<<<<<<<<<<

염증검사에서 발견된 다음에 인터넷에 검색해보고
충격받는 분들이 많으세요

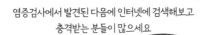

저 영원히 이런 걸까요?
임신에도 영향이 있다고
그러던데 어떡해요?

임신은 분만 당시에
발병상태가 아니면 괜찮아요
어느 시기가 지나면
재발도 훨씬 덜 하고요

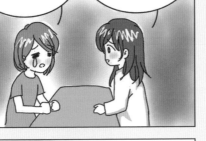

항바이러스 약 복용이나
수액치료로도 잘 호전돼요
생기기 전 약을 먹으면
훨씬 덜 아프게 지나가지요

일찍 먹을수록
약이 잘 들으니 피곤하고
주변 피부가 따가우면
병원에 방문해보세요!

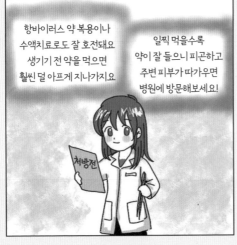

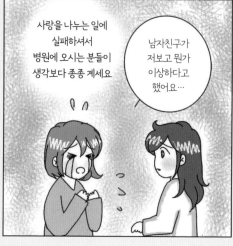

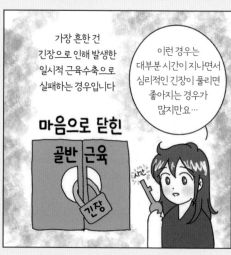

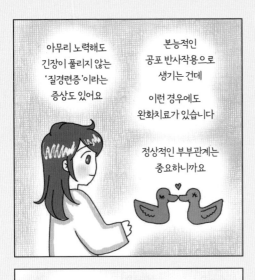

아무리 노력해도
긴장이 풀리지 않는
'질경련증'이라는
증상도 있어요

본능적인
공포 반사작용으로
생기는 건데

이런 경우에도
완화치료가 있습니다

정상적인 부부관계는
중요하니까요

기혼여성에게서도 질경
련증이 발생해 몇 년간 부
부관계를 실패하는 경우
가 많습니다. 질경련증의
완화 치료는 몇몇 산부인
과에서 시행 중입니다.

그리고 드물게
처녀막 폐쇄증 또는
처녀막 조직의 문제로
파열 자체가 불가능한
경우가 있는데요

처녀막 조직이
너무 두껍고
섬유조직화되어
자연 파열이
안 되는 거예요

보통 조직이
크리스피도넛 정도의
강도라면

이건
고무타이어
정도랄까…

이런 경우는
수술적으로
조직을 절개해서
해결해주는 치료를
하면 됩니다

자 이제
다 아물고
좋으세요!

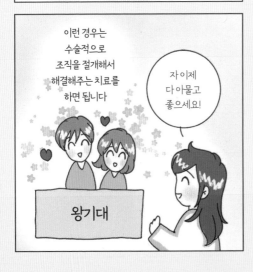

왕기대

의사도 매일 영양제 한 줌씩 먹습니다

*광고없음 ♥

요즘 살려고
영양제 먹는다 하는
농담 같은 진담도 있죠
이제 저도 나이를 먹어가니
참 와닿네요 ㅜㅜ

이 영양제가
좋대요!

미토콘드리아
영양제도
나왔어요~

솔깃

팔랑
팔랑

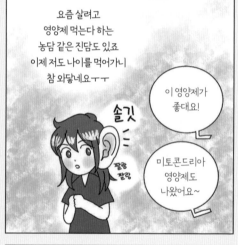

전공의 시절에도
엄청나게 피곤했었는데요
당시에 종합비타민의 도움을
엄청 받았거든요

고3들이 먹는다 해서
사봤는데
만성피로에서
그나마 움직이게
해줘요…

비타민

비(타민)

일어나~~~

일해야지~~~

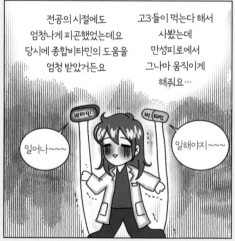

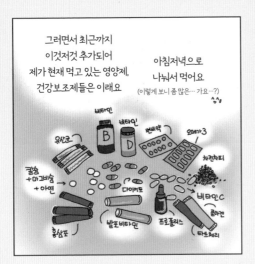

그러면서 최근까지 이것저것 추가되어 제가 현재 먹고 있는 영양제, 건강보조제들은 이래요

아침저녁으로 나눠서 먹어요

(이렇게 보니 좀 많은… 가요…?)

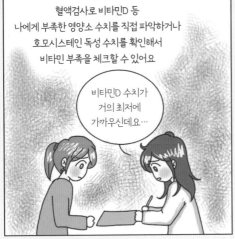

혈액검사로 비타민D 등 나에게 부족한 영양소 수치를 직접 파악하거나 호모시스테인 독성 수치를 확인해서 비타민 부족을 체크할 수 있어요

비타민D 수치가 거의 최저에 가까우신데요…

283

호모시스테인은 혈관 독성의 일종으로 비타민B와 아연 등이 호모시스테인 수치를 낮춰줍니다. 호모시스테인 독성 수치가 높다면 비타민B 등이 부족한 것이겠지요.

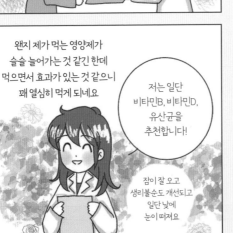

왠지 제가 먹는 영양제가 슬슬 늘어가는 것 같긴 한데 먹으면서 효과가 있는 것 같으니 꽤 열심히 먹게 되네요

저는 일단 비타민B, 비타민D, 유산균을 추천합니다!

잠이 잘 오고 생리불순도 개선되고 일단 낮에 눈이 떠져요

284

간 대사가 되는 약이 있으면 그로 인해 알코올 대사가 되지 않아 심한 숙취, 구토, 간수치 급증 등등이 발생할 수 있습니다.

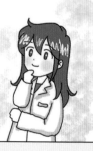

약 먹는 도중에 술 마시면 안 되나요?

모두들 이미 정답은 잘 알고 계시겠지만…

주로 복용을 꼼꼼하게 챙기는 약으로는 항생제가 있는데요!

보통 간건강 때문에 약을 드시면서 술을 먹지 않게 권유드린다고 생각하시죠…

반은 맞고 반은 틀립니다

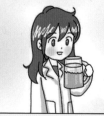

약을 먹다가 중간에 그날만 약을 안 먹고 술을 먹으면 되지 않을까요?

약 먹고 술을 안 먹는 선택지는 없나요?

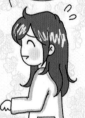

항생제 중에서는
신장으로 빠져나가는
약도 있어서
술과는 그다지 상관없는
약도 있기는 해요
(상관 많은 약도 있고요)

그런데
항생제의 목적인
균을 죽이려면
유효농도가 있어서
시간 유지를 해주는 게
염증치료에 필요하거든요

약 농도

효과 없는 농도
레벨

약먹기   약먹기   술먹기?

약먹기   시간 →

일단 술을 마시면 체내의 염증수치가 증가하게 됩니다.

약을 잘 안 먹었더니
혼날 것 같아서
무서웠어요ㅠㅠ

저야
괜찮은데요…

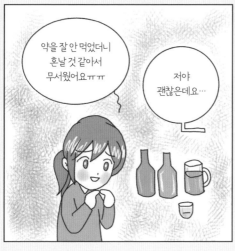

뭐…
약을 잘 안 드시면
염증이 더 안 나을 거고
그러면 환자분이
계속 불편하시겠죠?

의사는
안 아파요~

환자분이
아파요~

간혹 알코올로 체내가 소독되지 않냐고 말씀하시는 분들이 계신데 균이 죽으려면 알코올 도수가 60%까지 올라가야 합니다. 사람 혈액에 그 정도 알코올이 들어가면 사망합니다.

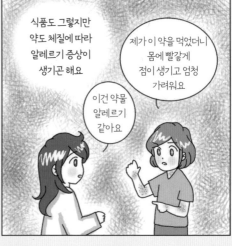

실제 약물 알레르기를 사전에 검사하는 방법은 만반의 준비를 갖추어두고 환자에게 약물을 투여하며 경과를 살피는 것입니다. 시행하기도 어렵고 시행하는 기관도 많지 않습니다.

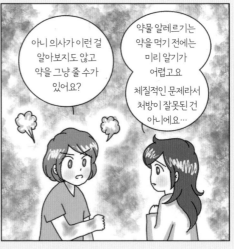

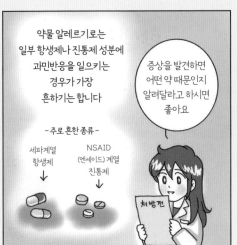

약물 알레르기로는 일부 항생제나 진통제 성분에 과민반응을 일으키는 경우가 가장 흔하기는 합니다

증상을 발견하면 어떤 약 때문인지 알려달라고 하시면 좋아요

- 주로 흔한 종류 -

세파계열 항생제 ↓

NSAID (엔세이드) 계열 진통제 ↓

처방전

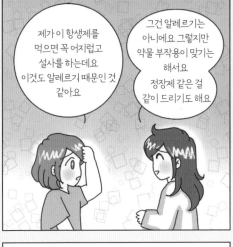

제가 이 항생제를 먹으면 꼭 어지럽고 설사를 하는데요 이것도 알레르기 때문인 것 같아요

그건 알레르기는 아니에요 그렇지만 약물 부작용이 맞기는 해서요 정장제 같은 걸 같이 드리기도 해요

>>>>>>>>>>>>>>>

287

일부 항생제는 부작용을 일으키기도 하는데 이는 자가면역 질환인 알레르기와는 다르며 따라서 둘에 대한 처방도 다릅니다.

<<<<<<<<<<<<<<<

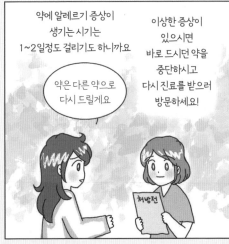

약에 알레르기 증상이 생기는 시기는 1~2일정도 걸리기도 하니까요

이상한 증상이 있으시면 바로 드시던 약을 중단하시고 다시 진료를 받으러 방문하세요!

약은 다른 약으로 다시 드릴게요

처방전

>>>>>>>>>>>>>>>

약물에 대한 급성 알레르기 쇼크가 발생한 경우 호흡곤란과 산소부족으로 응급치료가 필요한 상황이 생기기도 합니다. 이와 달리 지연성 알레르기는 약 복용 이틀 후쯤 피부에 좁쌀 같은 발진만 나타나기도 합니다.

<<<<<<<<<<<<<<<

항생제는 몸에 안 좋다 ?

사회 전반적으로 항생제의 사용을 최소화하려는 움직임이 있다보니 지금과 같이 항생제가 몸에 나쁜 약이라는 인식이 생긴 것 같습니다.

항생제는 몸에 안 좋다?

항생제

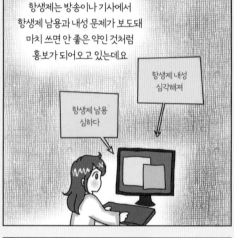

항생제는 방송이나 기사에서 항생제 남용과 내성 문제가 보도돼 마치 쓰면 안 좋은 약인 것처럼 홍보가 되어오고 있는데요

항생제 내성 심각해져

항생제 남용 심하다

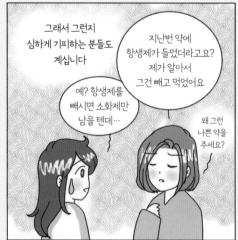

그래서 그런지 심하게 기피하는 분들도 계십니다

지난번 약에 항생제가 들었더라고요? 제가 알아서 그건 빼고 먹었어요

예? 항생제를 빼시면 소화제만 남을 텐데…

왜 그런 나쁜 약을 주세요?

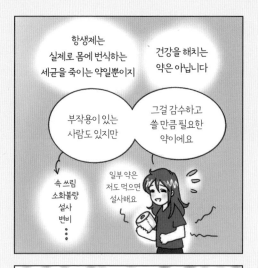

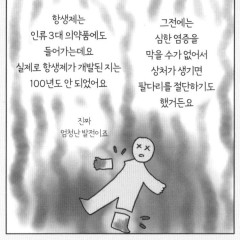

항생제를 사용하다보면 그 항생제를 무효화하는 내성균이 계속 등장하게 됩니다. 그러므로 지속적인 신약 개발이 필요합니다. 20세기에는 폭발적으로 항생제 신약이 개발되어오다 최근엔 상업성이 비교적 떨어져 신약이 개발되고 있지 않습니다.

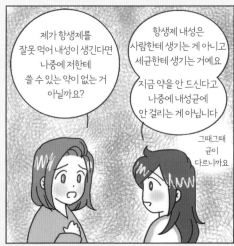

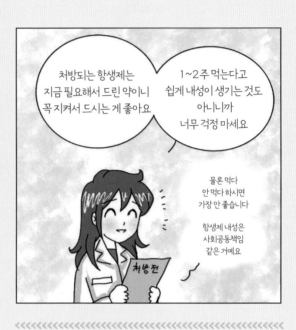

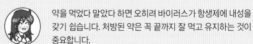

약을 먹었다 말았다 하면 오히려 바이러스가 항생제에 내성을 갖기 쉽습니다. 처방된 약은 꼭 끝까지 잘 먹고 유지하는 것이 중요합니다.

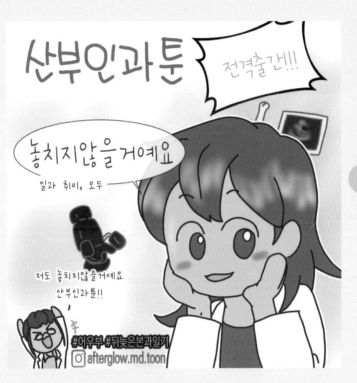

어우부 님의 일러스트

13

미공개툰!

산부인과 의사 도전기

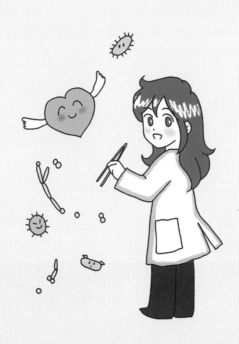

294

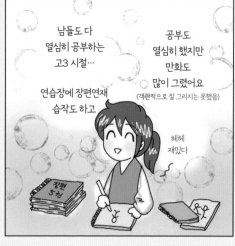

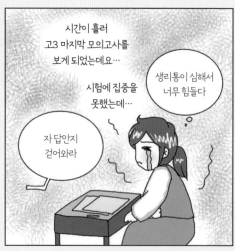

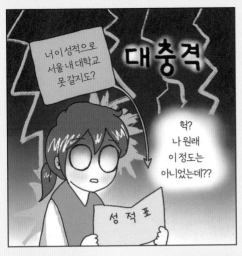

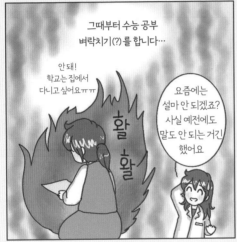

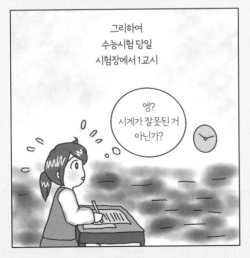

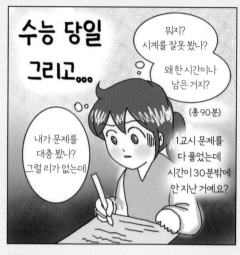

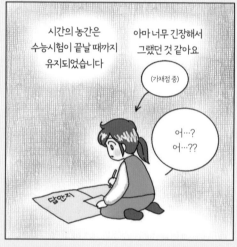

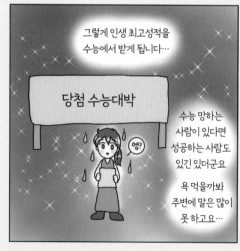

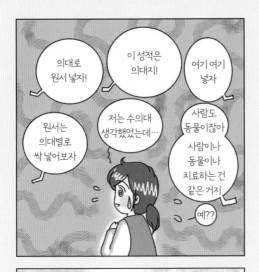

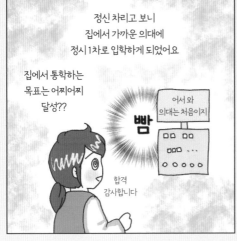

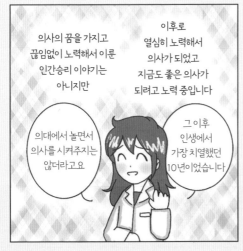

슬기로운 의대생활

의대는 아무래도 보통의 학과와는 좀 다른 것 같아요

다른 과는 안 다녀봤지만

*제가 다닌 시점 기준이라 바뀌었을 수도 있습니다

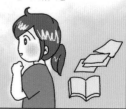

일단 수강신청의 자유가 없고요

시간표가 다 짜여서 나와요

예과1학년 때 교양 3개 신청해본 게 처음이자 마지막임

월	화	수	목	금
오전강의				
점심시간				
오후강의				

심플!

다른 과는 학생이 강의실을 옮긴다는데…

의대는 학년마다 교실이 정해져있어서 그냥 교수님께서 시간 맞춰서 오십니다

교수님께 경례~~~

안녕하세요

*가끔 인사를 시키는 교수님이 계셨음

과대

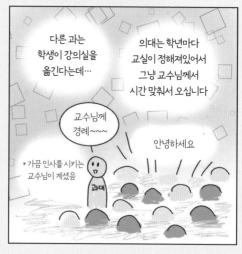

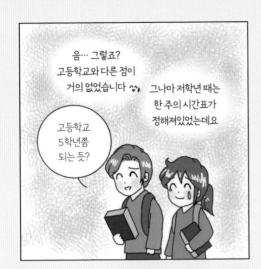

음... 그렇죠?
고등학교와 다른 점이
거의 없었습니다 💦

그나마 저학년 때는
한 주의 시간표가
정해져있었는데요

고등학교
5학년쯤
되는 듯?

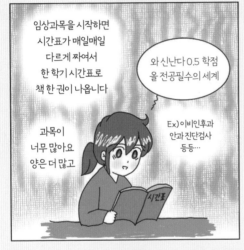

임상과목을 시작하면
시간표 매일매일
다르게 짜여서
한 학기 시간표로
책 한 권이 나옵니다

와 신난다 0.5 학점
올 전공필수의 세계

과목이
너무 많아요
양은 더 많고

Ex)이비인후과
안과진단검사
등등...

시간표

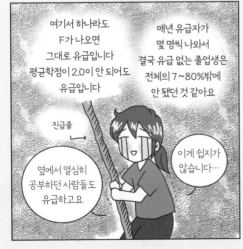

여기서 하나라도
F가 나오면
그대로 유급입니다
평균학점이 2.0이 안 되어도
유급입니다

매년 유급자가
몇 명씩 나와서
결국 유급 없는 졸업생은
전체의 7~80%밖에
안 됐던 것 같아요

진급줄

옆에서 열심히
공부하던 사람들도
유급하고요

이게 쉽지가
않습니다...

의대에서 살아남기

의대에 온 애들은
기본적으로 나름 공부에
도가 튼 애들입니다

학교에서
난다긴다 하던 애들

전교1등   전교1등

너도   나도
전교1등   전교1등

나만 빼고

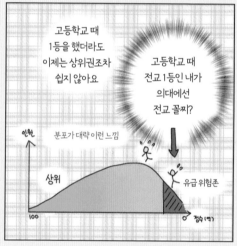

고등학교 때
1등을 했더라도
이제는 상위권조차
쉽지 않아요

고등학교 때
전교1등인 내가
의대에선
전교 꼴찌?

분포가 대략 이런 느낌

인원

상위

유급 위험존

100   점수(역)

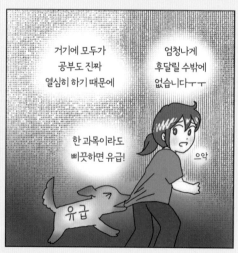

거기에 모두가
공부도 진짜
열심히 하기 때문에

엄청나게
후달릴 수밖에
없습니다ㅜㅜ

한 과목이라도
삐끗하면 유급!

으악

유급

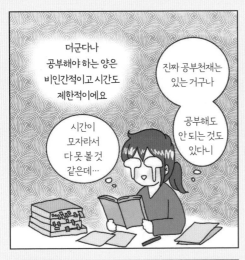

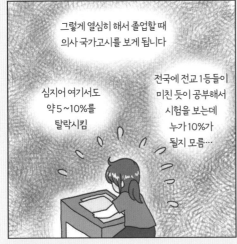

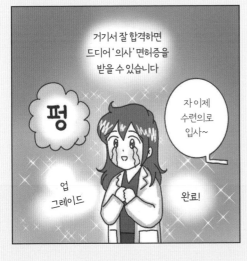

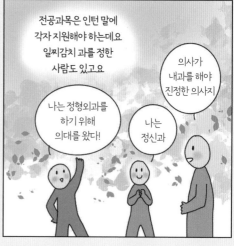

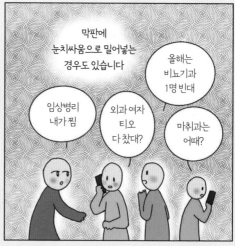

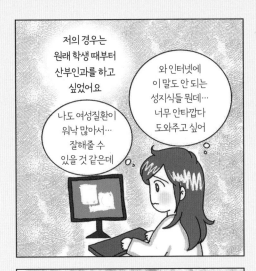

저의 경우는
원래 학생 때부터
산부인과를 하고
싶었어요

와 인터넷에
이 말도 안 되는
성지식들 뭔데…
너무 안타깝다
도와주고 싶어

나도 여성질환이
워낙 많아서…
잘해줄 수
있을 것 같은데

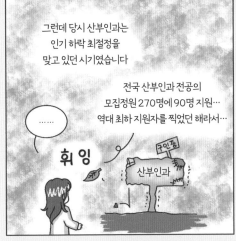

그런데 당시 산부인과는
인기 하락 최절정을
맞고 있던 시기였습니다

전국 산부인과 전공의
모집정원 270명에 90명 지원…
역대 최하 지원자를 찍었던 해라서…

……

휘잉

구인중

산부인과

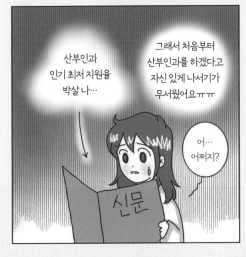

산부인과
인기 최저 지원율
박살 나…

그래서 처음부터
산부인과를 하겠다고
자신 있게 나서기가
무서웠어요ㅠㅠ

어…
어쩌지?

신문

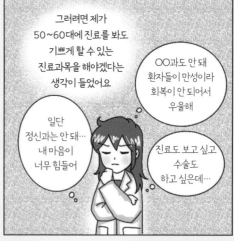

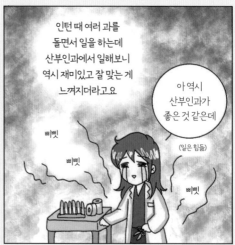

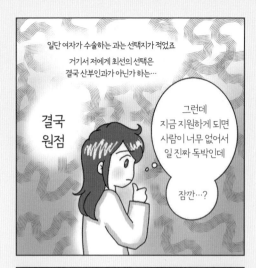

일단 여자가 수술하는 과는 선택지가 적었죠

거기서 저에게 최선의 선택은
결국 산부인과가 아닌가 하는…

**결국
원점**

그런데
지금 지원하게 되면
사람이 너무 없어서
일 진짜 독박인데

잠깐…?

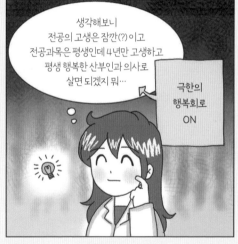

생각해보니
전공의 고생은 잠깐(?)이고
전공과목은 평생인데 4년만 고생하고
평생 행복한 산부인과 의사로
살면 되겠지 뭐…

극한의
행복회로
ON

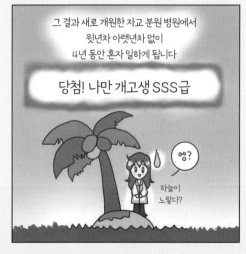

그 결과 새로 개원한 자교 분원 병원에서
윗년차 아랫년차 없이
4년 동안 혼자 일하게 됩니다

당첨! 나만 개고생 SSS급

엥?

하늘이
노랗다?

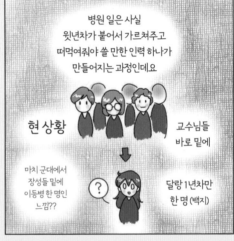

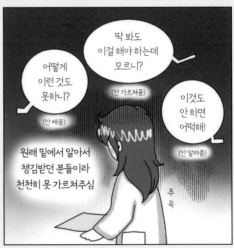

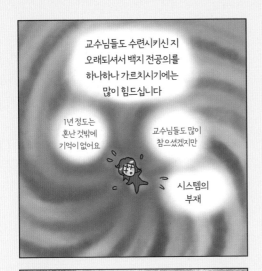

교수님들도 수련시키신 지
오래되셔서 백지 전공의를
하나하나 가르치시기에는
많이 힘드십니다

1년정도는
혼난 것밖에
기억이 없어요

교수님들도 많이
참으셨겠지만

시스템의
부재

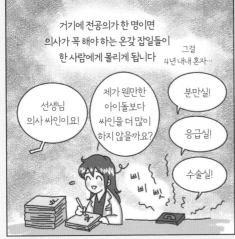

거기에 전공의가 한 명이면
의사가 꼭 해야 하는 온갖 잡일들이
한 사람에게 몰리게 됩니다

그걸
4년 내내 혼자…

선생님
의사 싸인이요!

제가 웬만한
아이돌보다
싸인을 더 많이
하지 않을까요?

분만실!

응급실!

수술실!

삐삐삑

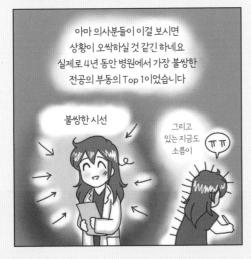

아마 의사분들이 이걸 보시면
상황이 오싹하실 것 같긴 하네요
실제로 4년 동안 병원에서 가장 불쌍한
전공의 부동의 Top 1이었습니다

불쌍한 시선

그리고
있는 지금도
소름이

ㅠㅠ

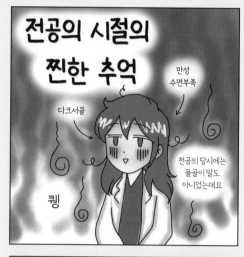

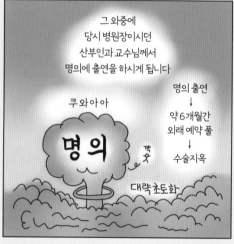

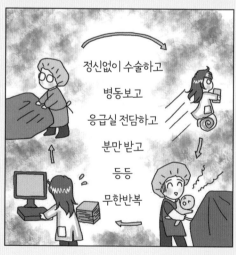

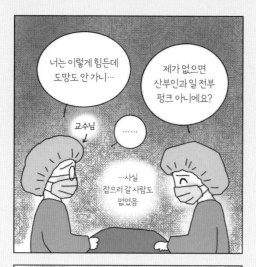

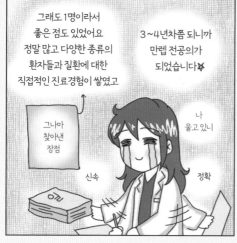

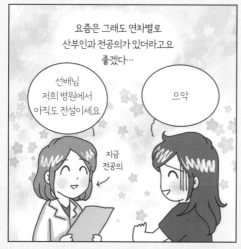

저는 사실 인스타그램에 그림을 올리면서 이게 책으로 나올 수 있을 거라고 생각을 해보지는 않았습니다. 왠지 책 출판은 더 멋지고 잘 나가는 프로 작가님들이 하시는 거라고 여기고 있었거든요. 하지만 그림을 꾸준히 그리다 보니 결국 어느 순간 그림들이 모여 책으로 엮어지게 되었네요. 저도 너무 신기합니다.

어렸을 때 한동안 만화가가 되고 싶었던 적이 있습니다. 학교 다니던 시절에는 정말 끊임없이 줄기차게 그림을 그렸어요. 따로 배우지는 않아 그림을 아주 잘 그리지는 못했지만 그래도 그림을 그리는 게 좋았고 즐거웠습니다. 막연하게나마 '만화가를 하면 좋아하는 그림을 많이 그리면서 살 수 있지 않을까?' 하는 상상을 했었지요. 그런데 당시에는 웹툰이 아닌 출판만화 시대였기에 만화가가 되기는 많이 어렵고 까다로웠습니다. 그래서 저는 만화가가 되기는 힘들겠다고 판단해 공부를 하여 의대로 진학했습니다.

세월이 한참 지나니 이제는 꼭 만화가가 되지 않더라도 누구나 그림을 웹툰 형식으로 그려 인터넷에 자유롭게 올릴 수 있는 시대가 찾아오더라고요. 한때 만화가의 꿈을 접었지만 SNS에서 다른 사람이 올린 다양한 그림들을 보니 부러워졌습니다. 그러다가 문득 저도 '그림을 잘은 못 그려도(?) 올려도 괜찮지 않을까?' 하는 마음이 들었습니다. 산부인과에서 일하면서 여러 가지 그리고 싶은 이야기들도 많이 있었고요.

지금은 제가 어렸을 때 막연하게 바라왔던 만화가의 꿈이 약간은 이루어진 것처럼 느껴집니다. 의대에 진학하면서 그림의 꿈을 백 퍼센트 접었던 저였으니까요. 몇십 년 동안 먼 길을 돌아돌아 와서 이제야 저의 만화책을 완성시켰네요. 과거의 자신에게 '나중에 많은 사람들에게 그림을 보여주게 될 테니 그림연습을 좀 더 열심히 해'라고 말해주고 싶습니다.

끝으로 저도 전혀 생각하지 못하고 있던 출간을 제가 그림을 올리는 순간부터 이미 상상하고 있었다는 남편에게 감사함을 전합니다. 그리고 이 책을 선택해주신 분들께도 정말 감사드린다는 말을 전하고 싶습니다.

송 동 화

의사가 그린 비밀인 듯
비밀 아닌 성(性) 이야기

산부인과툰

초판 1쇄 인쇄	2023년 07월 01일
초판 1쇄 발행	2023년 07월 15일

지은이	송동화
펴낸이	이종문(李從聞)
펴낸곳	국일미디어
등 록	제406-2005-000025호
주 소	경기도 파주시 광인사길 121 파주출판문화정보산업단지(문발동)
	서울시 중구 장충단로 8가길 2(장충동 1가, 2층)

영업부	**Tel** 031)955-6050 | **Fax** 031)955-6051
편집부	**Tel** 031)955-6070 | **Fax** 031)955-6071

평생전화번호	0502-237-9101~3

홈페이지	www.ekugil.com
블 로 그	blog.naver.com/kugilmedia
페이스북	www.facebook.com/kugilmedia
이 메 일	kugil@ekugil.com

※ 값은 표지 뒷면에 표기되어 있습니다.
※ 잘못된 책은 구입하신 서점에서 바꿔드립니다.

ISBN   978-89-7425-889-4(13510)